1. Auflage 1980
2. Auflage 1983
3. Neubearbeitete Auflage - Graz Eigenverlag 1985
4. Auflage 1986
5. Auflage 1989
6. Englische Ausgabe 1989
7. Auflage 1990
8. Auflage 1992
9. Auflage 1995
10. Auflage 1997
11. Neubearbeitete Auflage - Graz Eigenverlag 1999
12. Auflage 2000

ISBN 3-9501062-0-0

IMPRESSUM

Druck:
Landesverlag Druckservice, Hafenstraße 1-3, 4020 Linz
Fotos:
Fotostudio Grebe, Industriezeile 36/5, 4020 Linz
Gestaltung, Layout, Satz:
eigen)art WerbegmbH & Co KG, Industriezeile 36/5, 4020 Linz

Eigenverlag
Dr. med. Eduard Lanz
Facharzt für Orthopädie und orthopädische Chirurgie
A-8010 Graz
Merangasse 63
Tel. und Fax: **43/ (0)316 / 38 21 06
e-mail: dr.lanz.eduard@netway.at

DKB Institut
Hofrat Mag. Dr. Helmut Aigelsreiter
Präsident des VTÖ und VSÖ
A-8010 Graz
Untere Teichstraße 88
Tel. und Fax: **43/ (0)316 / 46 61 41

GLIEDERUNG

I. DIE ANATOMIE DER BEWEGUNG

DEHNUNG, KRÄFTIGUNG, BEWEGUNG und MOBILISATION charakterisieren die Muskelarbeit im Sport. Obwohl diese vier Begriffe sehr eng miteinander verbunden sind, trennten wir sie, um daraus die im Buch näher erläuterten Prinzipien ableiten zu können. In allen unseren Überlegungen gehen wir immer von den natürlichen Bewegungen aus, die wir folgendermaßen definieren:

"NATÜRLICH BEWEGEN" heißt, daß die Extremitäten die Bewegungen des Rumpfes (=Wirbelsäule) verstärken. Unnatürlich bewegen, heißt demnach, daß die Extremitätenbewegungen den Rumpfbewegungen entgegengesetzt sind. Dadurch kommt es in den Teilen des Bewegungsapparates, wo diese gegenläufigen Bewegungen aufeinandertreffen, zu Störungen.

Im vorliegenden Buch werden DKB-Tests angeboten, mit welchen schon frühzeitig - möglichst vor dem Auftreten bleibender Sportschäden - diese Störungen behoben werden können.

Da dieses Buch auch zur Selbstbehandlung von Überlastungsbeschwerden und Gelenksblockierungen dient, beinhaltet es auch ein Kapitel über die wichtigsten Selbstmobilisationsübungen. Dies sind Übungen, die direkt Gelenke lockern und vor allem zur Behandlung schmerzhafter Bewegungseinschränkungen der Wirbelsäule eingesetzt werden (z.B. Hexenschuß, verrissenes Kreuz etc.).

Unser erklärtes Ziel ist es, die "NATÜRLICHE BEWEGUNG" als Grundlage der Technik im Leistungssport einzuführen. Die Erfahrungen haben gezeigt, daß damit eine weitere Verbesserung der sportlichen Leistungen mit gleichzeitig optimaler Schonung des Bewegungsapparates möglich ist.

Für **Fitneßsport** bedeutet **"NATÜRLICH BEWEGEN" Verhindern von Zivilisationsschäden** am Bewegungsapparat, deren Vorbeugung, Früherkennung und Behandlung durch das DKB-System gezielt ermöglicht wird.

Aus der Sicht des DKB-Systems ergeben sich für folgende Begriffe eigene Definitionen:

EIGENVERANTWORTUNG

Der Bewegungsapparat ist das einzige Organ des menschlichen Körpers, in dessen Steuerung wir direkt eingreifen können. Wir können unserer Leber nicht sagen, daß sie ab morgen andere Leberwerte produzieren soll, wir können nur indirekt über weniger Alkohol die Funktion der Leber günstig beeinflussen. Wir können auch unserer Niere keine direkten Befehle geben und auch von unserem Herzen können wir nicht direkt einen höheren oder niederen Blutdruck verlangen, sondern nur indirekt durch Medikamente, diätetische Maßnahmen wie salzlose Ernährung und mehr Ausdauersport kann der Blutdruck gesenkt werden.

Den Bewegungsapparat hingegen können wir direkt steuern und bewußt ab sofort etwas verändern. Wenn wir diesen Apparat falsch steuern, dann wehrt er sich dagegen mit Schmerzen und Fehlhaltungen. Wir sind also an allen Problemen des Bewegungsapparates mehr oder minder selbst schuld und man ist daher als Behandler von der Mitarbeit des Patienten abhängig. Nur durch das Erkennen der Eigenverantwortung ist es möglich, eine ursächliche, in die Steuerung des Bewegungsapparates eingreifende Therapie durchzuführen.

KÖRPERSPRACHE

Fitneß und Form sind wie Bewegung und Haltung Bestandteile der Körpersprache. Diese ist - wie die verbale Sprache - codierte Information. Das Ziel dieses DKB - Systems ist es, diese Sprache zu entschlüsseln. Über das Fühlen und Erkennen des Ist - Zustandes sollen die Übungen zum individuellen Soll - Zustand, d.h. zu Leistungsverbesserung und Wohlbefinden führen.

SCHMERZ

Schmerzen haben Signalfunktion zum Schutz unseres Körpers. Sie müssen nicht in direktem Zusammenhang mit Schäden des Bewegungsapparates stehen. Sie zeigen Fehlfunktionen an, die für verschiedene Erkrankungen unterschiedlich große Risikofaktoren darstellen. Ursächliche Schmerzbehandlung besteht daher u.a. in einer gezielten Funktionsverbesserung des Körpers.

Das DKB - System soll dies gerade bei bestehenden Schäden des Bewegungsapparates ermöglichen. Es kann auch als Rehabilitationssystem nach Bandscheibenoperationen, Endoprothesen, Knie-, Sprunggelenks-, Schulteroperationen etc. eingesetzt werden.

ÜBERLASTUNG

Sogenannte Überlastungsbeschwerden stehen nur in untergeordnetem Maße im Zusammenhang mit der Höhe der Belastung. Dieselben Schmerzen wie sie z.B. ein Tennisspieler in der Schulter bekommen kann, treten auch ohne sportliche Höchstleistung bei Büroangestellten, Verkäufern und Autofahrern auf.

Das gemeinsame Vielfache ist neben der Schmerzlokalisation die fehlerhafte Bewegungskoordination. Das DKB - System soll helfen, diese Koordination zu verbessern und sogenannte Überlastungssyndrome, die eigentlich Fehlbelastungssyndrome heißen sollten, zu verhindern.

HALTUNG

Wir unterscheiden Fehlhaltungen und Fehlformen. Fehlhaltungen sind durch Training bestimmter Muskelgruppen korrigierbar, während Fehlformen knöchern fixiert sind.

Die Übergänge von Fehlhaltung und Fehlform sind fließend und in beide Richtungen bedingt möglich. So kann lang dauernde schlechte Haltung vor allem bei Jugendlichen in fixierte Fehlformen übergehen. Es ist aber auch möglich, bei einer fixierten Fehlform durch konsequentes Training eine Verbesserung des Zustandsbildes zu erreichen.

WOHLFÜHLEN

Wohlfühlen und Geborgenheit sind Illusionen, Vorstellungen und Empfindungen, die weder produziert noch gekauft werden können. Das DKB-System kann wie eine Operation ein Weg zum Wohlfühlen sein. Auch wenn Sie bei Übungen ein Ziehen in der Muskulatur verspüren und Schwierigkeiten haben, sich zum täglichen Training zu überwinden, ist es ein wichtiger Weg zum Ziel **"WOHLFÜHLEN"**.

Neben der Dehnung verkürzter Muskulatur, Kräftigung abgeschwächter Muskelgruppen und Bewegungen im natürlichen Bewegungsmuster, ist die Lösung von Blockierungen durch Mobilsationsübungen ein wesentlicher Faktor. Die Blockierung eines Gelenkes und die Verkürzung der auf dieses Bewegungssegment wirkenden Muskulatur führt zu Ernährungsstörungen des Gelenksknorpels und der Sehnenansätze.

Wenn wir also jemandem Wohlbefinden wünschen, dann fordern wir ihn eigentlich auf, aktiv zu werden und an sich selbst zu arbeiten, denn nur über eine Funktionsverbesserung ist Wohlfühlen zu erreichen.

SCHLAF und REGENERATION

Durch Training kommt es zur Leistungsverbesserung sowohl des Bewegungsapparates als auch des Herz- Kreislaufsystems. Diese Leistungsverbesserung wie der Kraftzuwachs der Muskulatur findet aber nicht während des Trainings, sondern in der Regenerationsphase, also vorwiegend im Schlaf statt. So benötigt ein auf Maximalkraft trainierter Muskel 48 Stunden für seine Erholung bis er wieder optimal trainiert werden kann. Die Regeneration nimmt daher in der sportmedizinischen Forschung einen immer größeren Platz ein. Das Gehirn verbraucht im Schlaf genauso viel Energie wie im Wachsein; nur im Koma kommt es zu einer Verminderung des Energiebedarfes. Der Schlaf ist eine aktive Leistung des Gehirns und genau so wichtig wie das Training.

Die Bedeutung des Schlafes für den Bewegungsapparat liegt in der Mobilisation der Gelenke.

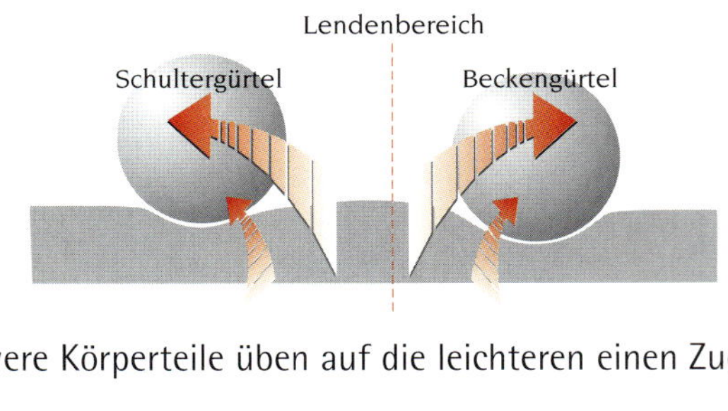

Schwere Körperteile üben auf die leichteren einen Zug aus.

Die während des Tages auftretenden Blockierungen und damit verbundenen reflektorischen Muskelverspannungen werden im Schlaf gelöst. Durch die liegende Position kommt es zu einer Entlastung des Bewegungsapparates.

Der Mensch wird im Schlaf auch länger und durch die dauernden Bewegungen im Schlaf bei verminderter Muskelspannung werden Gelenke, vor allem die der Wirbelsäule mobilisiert. Jeder Atemzug ist Bewegung und selbst im Tiefschlaf kommt es immer wieder zu - auch im EEG feststellbaren - Erregungszuständen mit vermehrter Bewegung. Es ist normal während der Nacht mehrmals kurz aufzuwachen.
In den REM-Phasen (rapid eye movement - Phasen) des Schlafes, welche im Rhythmus der verschiedenen Schlafphasen alle eineinhalb Stunden auftreten, sind Herzfrequenz und Atmung gesteigert, während die Muskelspannung bzw. der Muskeltonus und der Blutdruck gesenkt sind. In der REM - Phase des Schlafes, in der durch Träume psychische Faktoren verarbeitet werden, haben wir die optimale Voraussetzung für die Mobilisation, nämlich vermehrte Bewegung bei vermindertem Muskeltonus.

Man schätzt, daß 30% der Bevölkerung unter Schlafstörungen leidet, und daß bei 15% diese Insomnie so ausgeprägt ist, daß sie nach den Kriterien der WHO eine Krankheit darstellt. Nur ein geringer Teil der Betroffenen bittet gezielt um ärztliche Hilfe, denn auch hier erfolgt die Problemlösung durch das Erkennen der Eigenverantwortung.

BEWEGUNGSBESCHREIBUNG

Eine der Grundlagen für eine erfolgreiche Trainerarbeit ist das richtige und genaue Beschreiben von Körperhaltungen und Bewegungen. Leider werden in diesem Zusammenhang in der Sportliteratur viele Fehler gemacht.
Es ist das oberste Gebot, alle Bewegungen immer aus der Sicht des Sportlers zu beschreiben wie das in der Medizin selbstverständlich ist.

Wenn z.B. ein gläserner Zug, in dem ein Sportler steht, der einen Stein fallen läßt, vorbeifährt, ist die Flugbahn des Steines vom Beobachter aus gesehen eine Parabel, also ein Wurf. Für den Sportler im Zug ist die Flugbahn senkrecht nach unten, also ein freier Fall. Ein Beobachter würde unter Umständen, gestützt auf Filmaufzeichnungen, einen Wurf beschreiben.
Aus der Sicht des Sportlers jedoch handelt es sich hierbei um einen freien Fall. Für den Sportler ist es egal ob der Zug steht oder fährt, für den Beobachter jedoch nicht.

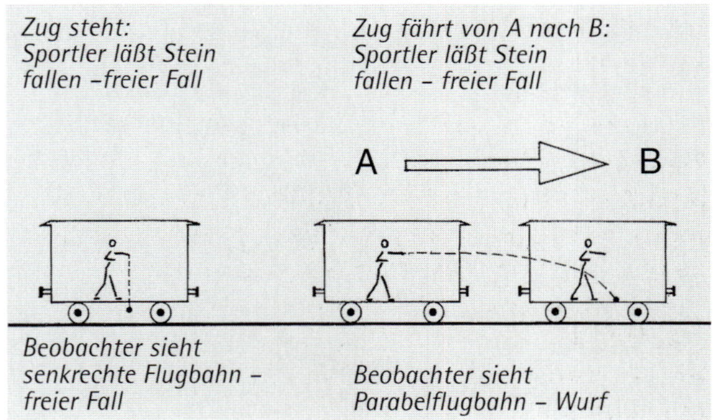

Jede geradlinige Bewegung z.B. das Vorstrecken eines Armes wird dann für den Beobachter zu einer runden Bewegung, wenn sich der Ausführende dabei dreht oder auf einem Bogen fortbewegt. Für den Ausführenden selbst bleibt es ein gerades Vorstrecken des Armes.

Man muß sich in die Lage des Sportlers versetzen und aus seiner Sicht jede Körperhaltung und Bewegung beschreiben. Selbst elektromyographische Untersuchungen = EMG, welche die elektrische Muskelaktivität aufzeichnen, können bei der Analyse einer Bewegungstechnik nicht helfen. Auch durch die exakteste Messung ist es nämlich nicht möglich festzustellen, ob die Bewegung ein Bestandteil der Bewegungstechnik d.h. des bewußt eingelernten Bewegungsprogrammes oder eine Reflexbewegung ist, welche unbewußt als Anpassung an eine aktuelle Situation ausgeführt wird.

1. RICHTUNGEN

Oben ist .... kopfwärts des Sportlers.
Unten ist .... fußwärts des Sportlers.
Rechts ist .... rechte Seite des Sportlers.
Links ist .... linke Seite des Sportlers.
Vorne ist .... brustwärts des Sportlers.
Hinten ist .... rückwärts des Sportlers.

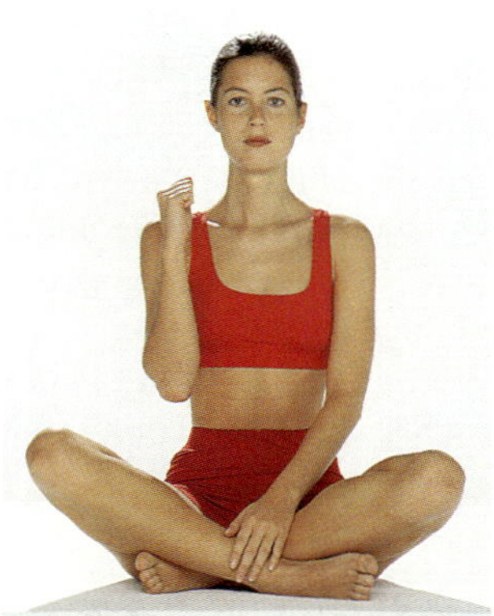

Ausgangsstellung

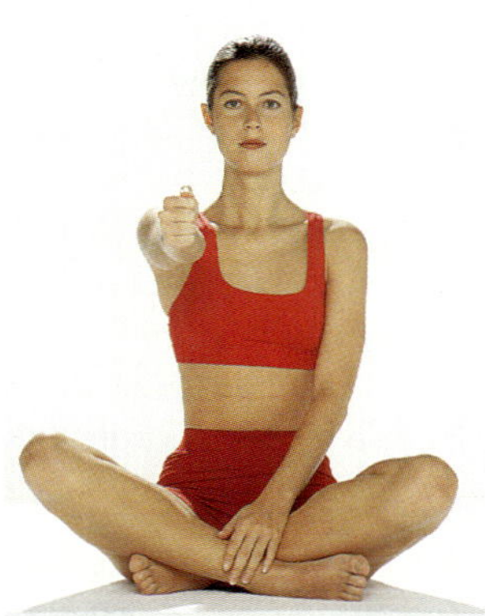

Gerades Vorstrecken des Armes ohne Rumpfdrehung

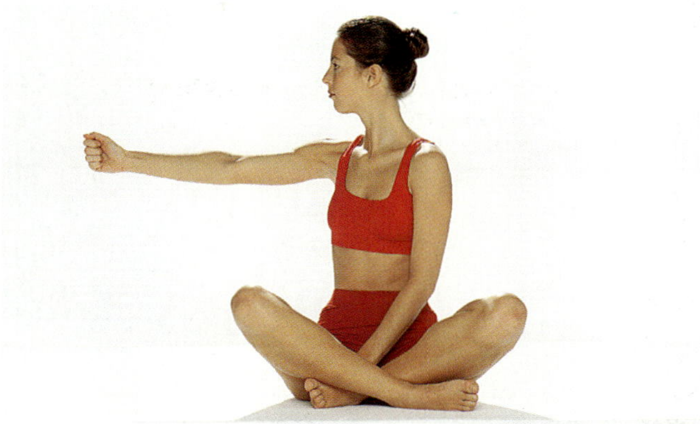

Gerades Vorstrecken des Armes mit Rumpfdrehung (für Beobachter erscheint Armbewegung bogenförmig)

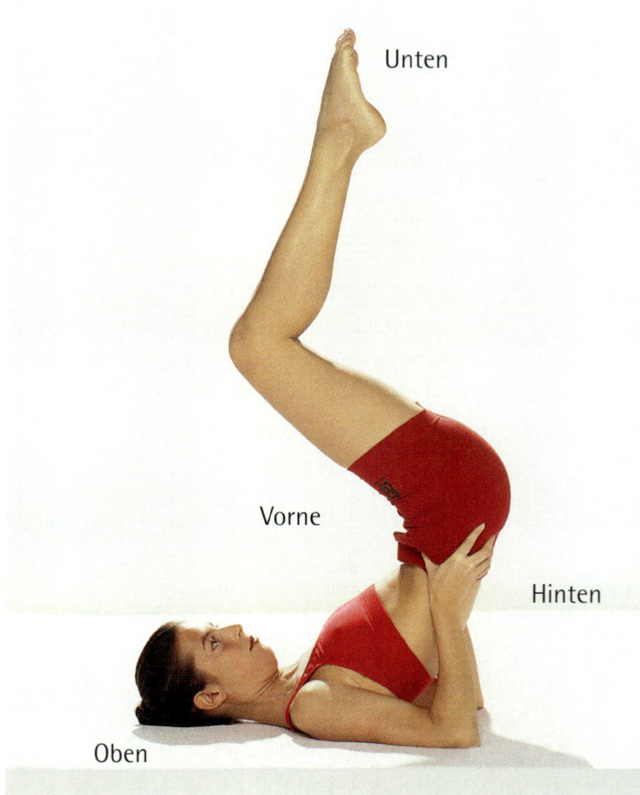

2. RUMPFSTELLUNGEN

Rumpfvorbeuge
Rundung (Kyphose) der Lendenwirbelsäule

Rumpfrückbeuge
Höhlung (Lordose) der Lendenwirbelsäule

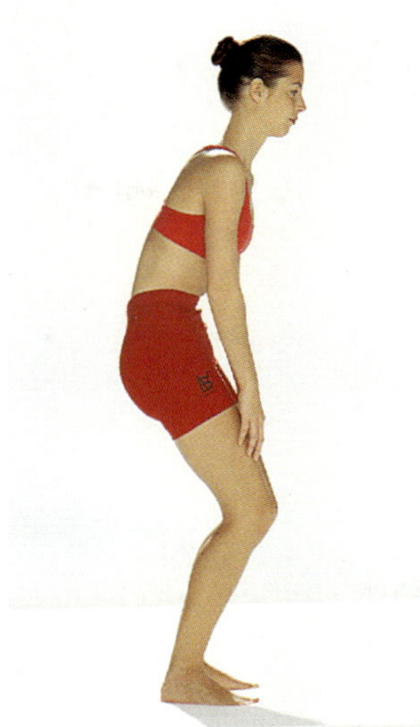
Maximale Rumpfvorbeuge- Finger erreichen den Oberrand der Kniescheibe

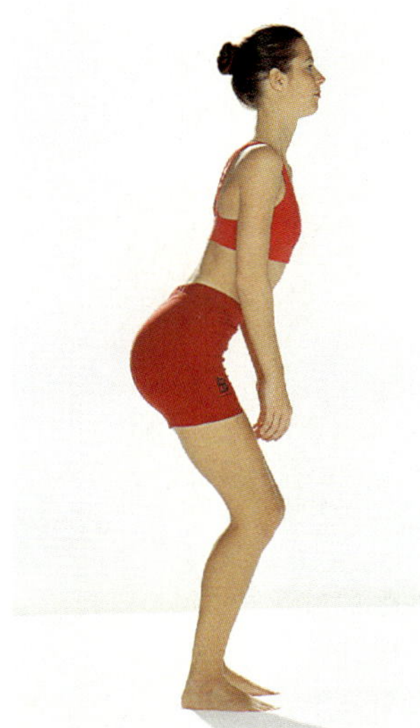
Rumpfrückbeuge im Stehen

Rumpfvorbeuge im Liegen - Lendenwirbelsäule berührt den Boden.

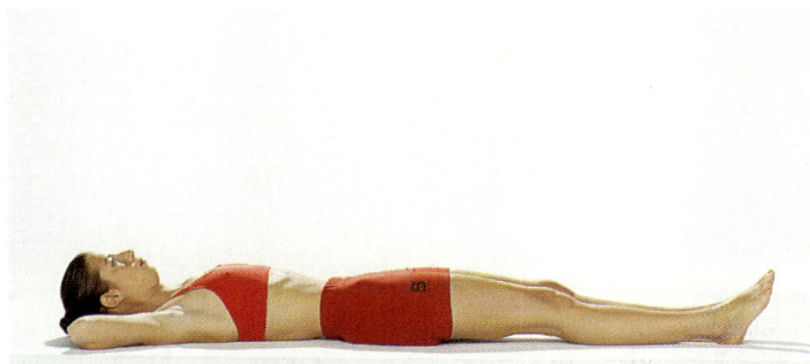

Rumpfrückbeuge im Liegen - Höhlung (Lordose) der Lendenwirbelsäule wird verstärkt.

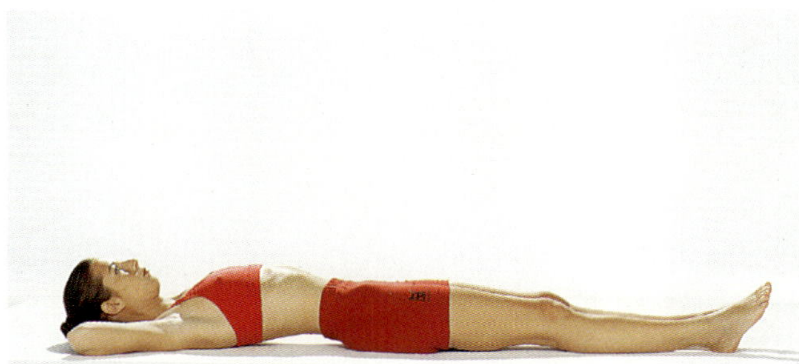

Rumpfdrehung
Seitliche Verbiegung (Skoliose) der Brustwirbelsäule.

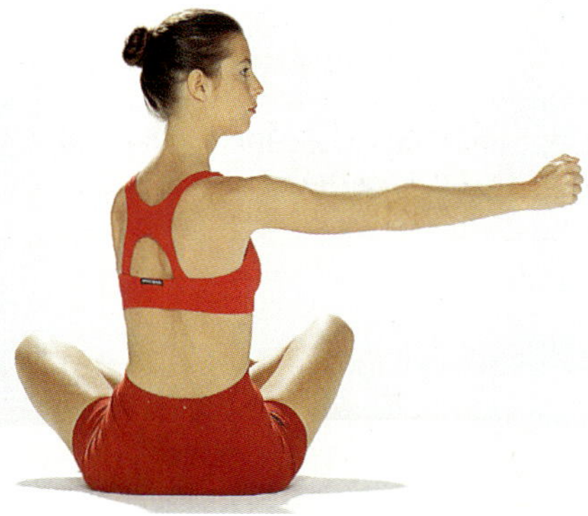

Brustwirbelsäule zeigt seitliche Verbiegung - daher Rumpfdrehung.

Rumpfseitneigung
Kombination aus Beugen, Strecken und Drehen (Kyphose, Lordose, Skoliose).

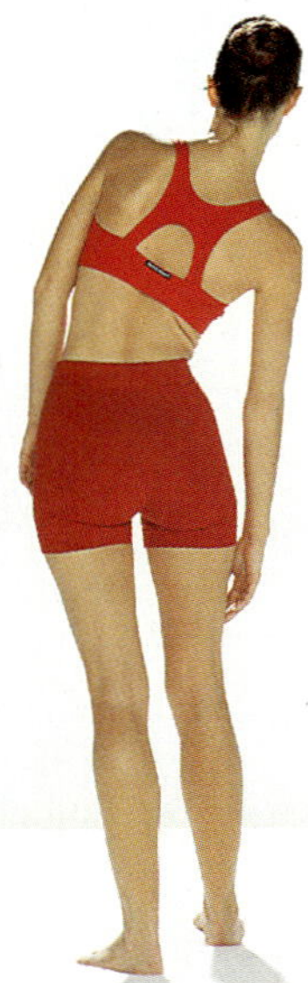

Wirbelsäule zeigt s-förmige Verbiegung (Kyphoskoliose).

3. SCHULTERBEWEGUNGEN= Schulterblattbewegungen

Heben, Senken, Vor- und Rückziehen der Schulter sind Bewegungen des Schulterblattes.

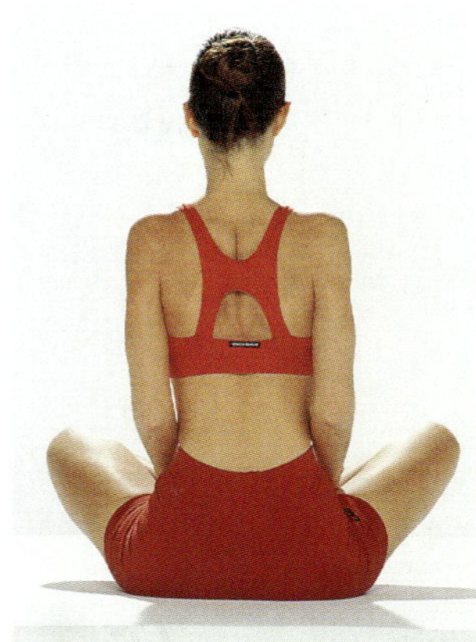

Schulter rückziehen = Schulterblätter zusammendrücken.

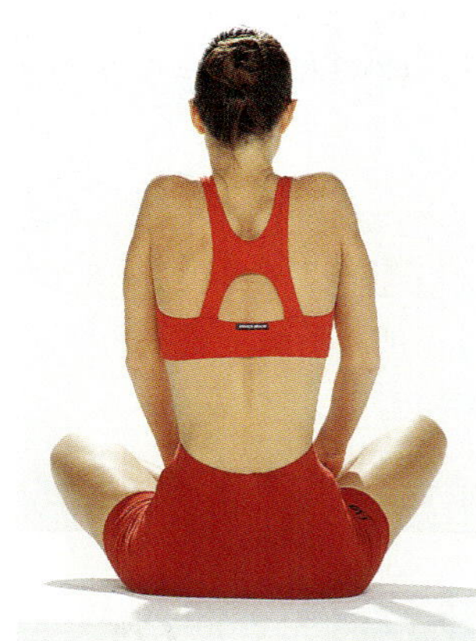

Schulter heben = Schulterblattheben.

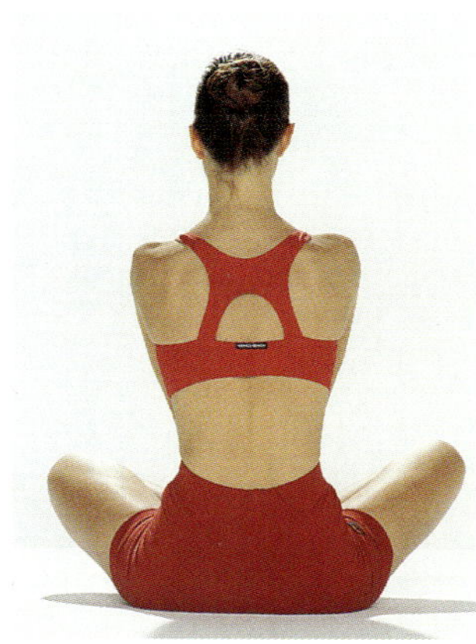

Schulter vorziehen = Schulterblätter auseinander drücken.

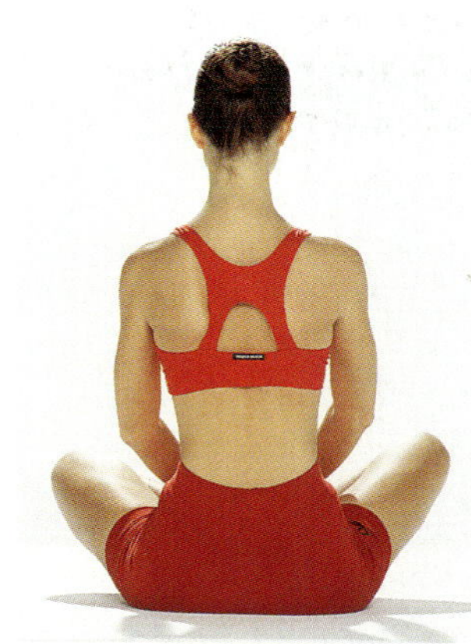

Schulter senken = Schulterblätter nach hinten unten drücken.

4. HANDBEWEGUNGEN

Die Handdrehung erfolgt durch Drehen der Speiche über die Elle oder in deren Verlängerung durch Drehen des Daumens über den kleinen Finger. Daher wird die Stellung der Hand als Daumenstellung beschrieben.

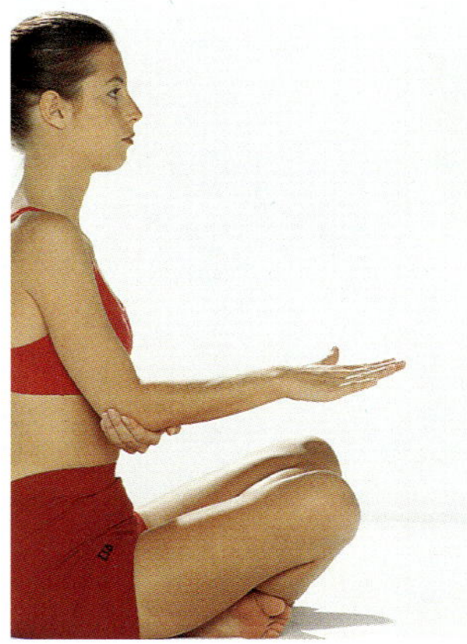

Hand ist eingedreht (Pronation).

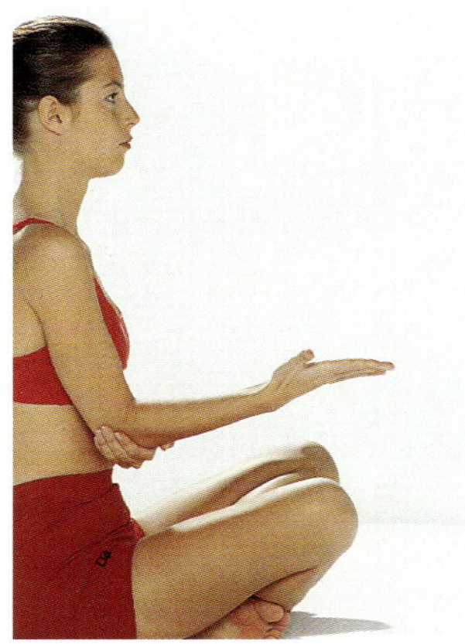

Hand ist ausgedreht (Supination).

5. HÜFTBEWEGUNGEN

Hüftbewegungen sind Bewegungen der Oberschenkel im Becken.

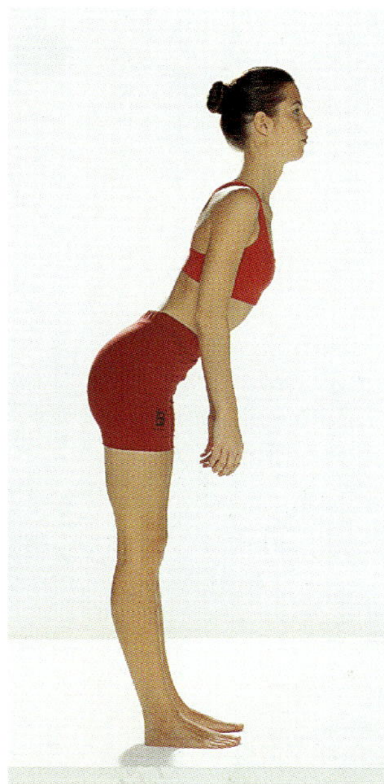

Reine Hüftbeuge, ohne Rumpfvorbeuge, da Höhlung (Lordose) der Lendenwirbelsäule bestehen bleibt.

6. KNIEBEWEGUNGEN

Beugen - Strecken.

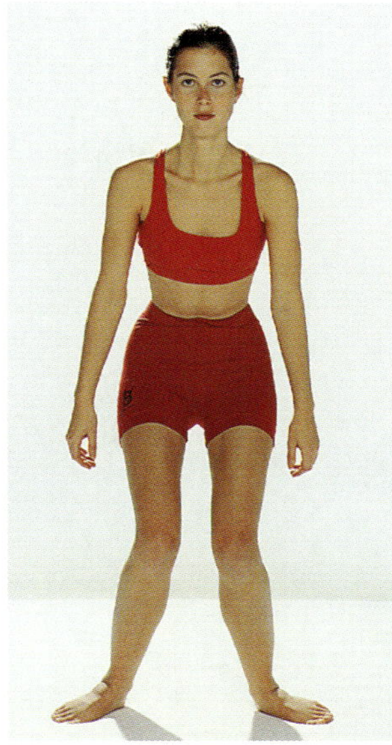

Drehen nur bei gebeugtem Knie möglich (daher Grundstellung in vielen Sportarten mit gebeugten Knien).

7. SPRUNGGELENKSBEWEGUNGEN

Beugen - Strecken.

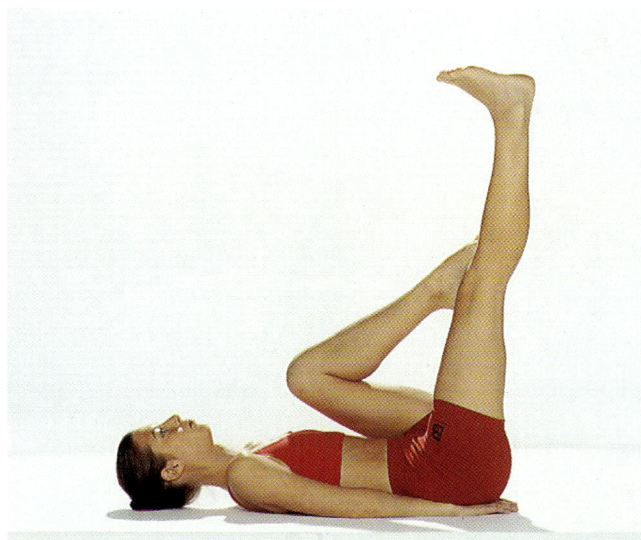

Im Sprunggelenk rechts beugen, links strecken.

II. DKB - ZUR BEHANDLUNG VON FEHLHALTUNGEN

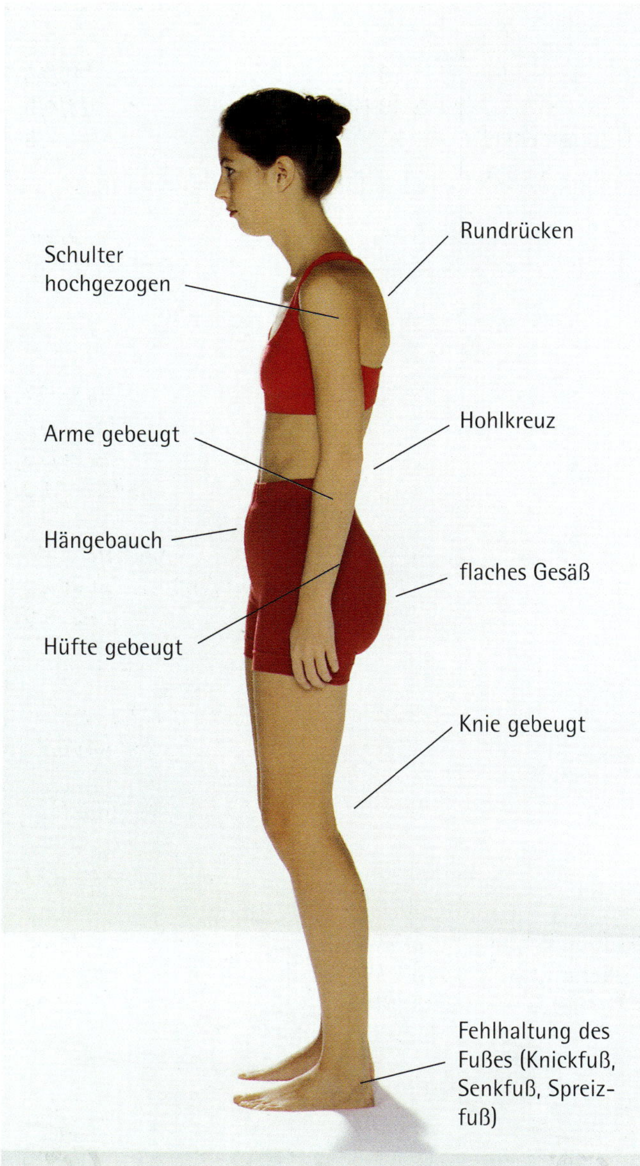

Fehlhaltungen	DKB-Tests	Seite Nr.	Training-Nr.
Knick-, Senk-, Spreiz-Fuß	a. Kräftigung der Fußmuskulatur b Dehnung der Waden c. Dehnung der Vorderseite der Unterschenkel	S 18 Nr 2 S 19 Nr 2	45/46 2/3/4/5 7/8
Gebeugte Knie in Ruhestellung	a. Dehnung der Waden b. Dehnung der Rückseite des Oberschenkels	S 19 Nr 2 S 20 Nr 4	2/3/4 11/12/14
Gebeugte Hüfte, Hängebauch und Hohlkreuz, Fehlhaltung der Lendenwirbel-säule	a. Dehnung der Vorderseite des Oberschenkels b. Dehnung der Hüftgelenksbeuger c. Dehnung der Rückenstrecker d. Kräftigung der großen Gesäßmuskeln e. Kräftigung der mittleren und kleinen Gesäßmuskeln f. Kräftigung der Bauchmuskulatur g. Dehnung der Lendenmuskulatur	S 20 Nr 3 S 23 Nr 4 S 28 Nr 4 S 22 Nr 2 S 22 Nr 3 S 25 Nr 2 S 28 Nr 3	9/16/18/27 15/17/19 14/23/24/25 62/63/77/80 68/84/85/103 54/56/60/61/65/89/104 21/22/28
Rundrücken, Hochstand der Schulterblätter	a Kräftigung der Rückenstrecker b. Kräftigung des breiten Rückenmuskels c. Kräftigung der hinteren Fixatoren des Schultergürtels d. Dehnung der vorderen Fixatoren des Schultergürtels e. Dehnung der oberen Fixatoren des Schultergürtels f. Dehnung der Vorderseite der Oberarme g. Dehnung der Rückseite der Oberarme	S 29 Nr 5 S 29 Nr 6 S 31 Nr 2 S 32 Nr 3 S 33 Nr 4 S 37 Nr 3 S 36 Nr 2	62/91/105/106 64/67/68/96 65/66/75/99/105 29/30/31/32 34/35 38 36
Arme gebeugt	a. Dehnung der Streckseite der Unterarme b. Dehnung der Beugeseite der Unterarme c. Dehnung der Vorderseite der Oberarme	S 38 Nr 4 S 39 Nr 5 S 37 Nr 3	40/41 43/44 38

III. DKB - ZUR BEHANDLUNG VON SCHMERZEN

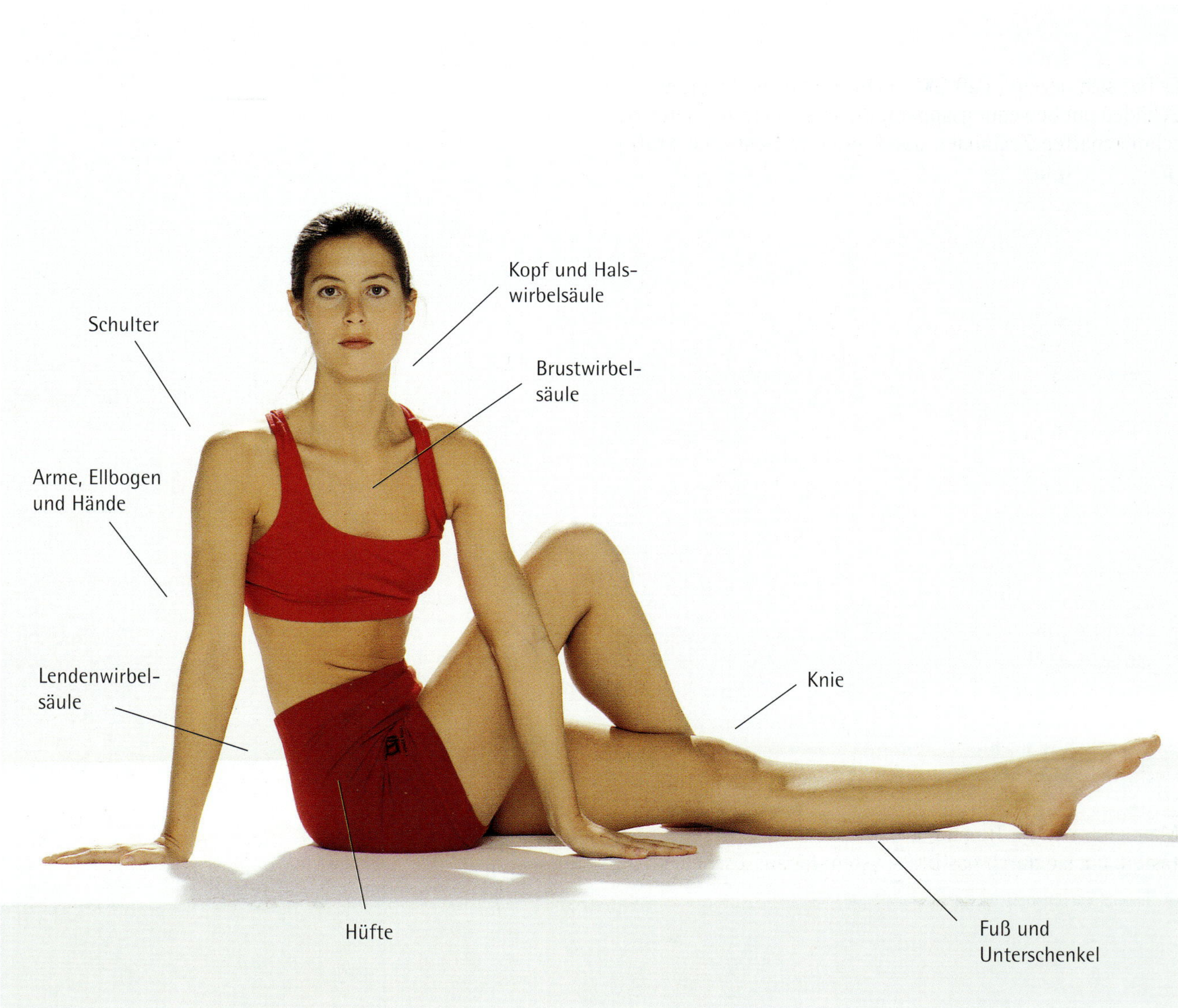

Vor Beginn des DKB-Trainings als Therapiesystem muß vom Arzt jede andere Ursache von Schmerzen, die auf Verletzungen, Entzündungen, Tumore etc. zurückzuführen ist, ausgeschlossen werden.

Es hat sich gezeigt, daß DKB nicht nur zur Vorbeugung von Schäden am Bewegungsapparat dient, sondern daß auch bei schmerzhaften Zuständen durch gezielte **Dehnung, Kräftigung** und **Umlernen** falscher Bewegungen eine deutliche Besserung des Beschwerdebildes, oft sogar völlige Wiederherstellung, erreicht werden kann.

Man geht dabei folgendermaßen vor:

1. Lokalisierung des Schmerzes.

2. Aufsuchen der möglichen Ursachen durch DKB-Tests.

3. Behebung der durch die Tests gefundenen Störungen mit den Übungen des DKB-Trainings.

4. Mobilisation der blockierten Wirbelsäulensegmente und Gelenke entsprechend den angegebenen Mobilisationsübungen. Blockierungen der Extremitäten werden durch Ausschütteln der Arme und Beine gelöst.

Wichtig ist, daß nie gegen Schmerzen, sondern immer unter der Schmerzgrenze trainiert wird.

Man kann sich im Training bis an die Schmerzgrenze herantasten, um sie durch das DKB-System hinauszuschieben.

Ort der Schmerzen	DKB-Tests Test	Seite Nr.	Training Nr.	Mobilisation Seite
Fuß und Unterschenkel	**Bewegungseinschränkung** der Fußgelenke. **Verkürzung** der Wadenmuskulatur. **Abschwächung** der Fußmuskulatur. **Störung** des Bewegungsmusters der Abschlagbewegung des Fußes.	 S 19 Nr 2 S 18 Nr 2 S 18 Nr 1	 2/3/4/5/6/7/8 45 46	
Knie	**Bewegungseinschränkung** des Kniegelenkes / der Kreuz-Darmbeingelenke / der Hüftgelenke. **Verkürzung** der Wadenmuskulatur / der Vorderseite der Oberschenkel / der Rückseite der Oberschenkel. **Abschwächung** der großen Gesäßmuskeln. **Störung** des Bewegungsmusters der Gehbewegung.	 S 19 Nr 2 S 20 Nr 3/S 20 Nr 4 S 22 Nr 2 S 19 Nr 1	 2/3/9/16/11/12 62/63/72/80 60/65/82	 S 116/117
Hüfte	**Bewegungseinschränkung** der Hüftgelenke / der Kreuz-Darmbeingelenke. **Verkürzung** der Vorderseite der Oberschenkel / Rückseite der Oberschenkel / der Hüftgelenksbeuger. **Abschwächung** der großen Gesäßmuskeln / der kleinen Gesäßmuskeln. **Störung** des Bewegungsmusters der Rumpfdrehung.	 S 20 Nr 3 S 20 Nr 4/S 23 Nr 4 S 22 Nr 2 S 22 Nr 3 S 21 Nr 1	 9/27/11/12 15/17/19 62/63/80 68/84/85 60/61/64/97	 S 116/117
Lendenwirbelsäule	**Bewegungseinschränkung** der Lendenwirbelsäule / der Kreuz-Darmbeingelenke. **Verkürzung** der Hüftgelenksbeuger / der Vorderseite der Oberschenkel / der Rückseite der Oberschenkel / der Rückenstrecker / der Lendenmuskulatur. **Abschwächung** der Bauchmuskulatur / der großen Gesäßmuskeln / der kleinen Gesäßmuskeln / der Rückenstrecker. **Störung** des Bewegungsmusters der Rumpfbeuge und Rumpfstreckbewegung.	 S 23 Nr 4 S 20 Nr 3/S 20 Nr 4 S 28 Nr 4/S 28 Nr 3 S 25 Nr 2 S 22 Nr 2/S 22 Nr 3 S 29 Nr 5 S 24 Nr 1	 15/19/9/27/11/12 14/24/21/28 49/56/60 63/72/80 84/85/68/62/91 51/55/74/94	 S 115/116

Ort der Schmerzen	DKB-Tests Test	Seite Nr.	Training Nr.	Mobilisation Seite
Brustwirbelsäule	**Bewegungseinschränkung** der Brustwirbelsäule / des Brustkorbes. **Verkürzung** der Rückenstrecker / der oberen / vorderen Fixatoren des Schultergürtels. **Abschwächung** der Rückenstrecker / der breiten Rückenmuskeln / der hinteren Fixatoren des Schultergürtels. **Störung** des Bewegungsmusters der Rumpf-Drehbewegung.	S 28 Nr 4/S 33 Nr 4 S 32 Nr 3 S 29 Nr 5 S 29 Nr 6/S 31 Nr 2 S 21 Nr 1	22/25/28 34/35/29/30/31/32 62/91/64/65 66/75 61/76/97	S 113/114/115
Halswirbelsäule und Kopf	**Bewegungseinschränkung** der Halswirbelsäule. **Verkürzung** der obere Fixatoren des Schultergürtels / der vorderen Fixatoren des Schultergürtels. **Abschwächung** der hinteren Fixatoren des Schultergürtels. **Störung** des Bewegungsmusters des Schultergürtels.	S 33 Nr 4 S 32 Nr 3 S 31 Nr 2 S 30 Nr 1	34/35/29/30/31/32 66/79 48/61/70	S 111/112
Schulter	**Bewegungseinschränkung** d. oberen Brustwirbelsäule der Halswirbelsäule. **Verkürzung** der oberen / vorderen Fixatoren des Schultergürtels / der Vorderseite der Oberarme / der Rückseite der Oberarme. **Abschwächung** der hinteren Fixatoren des Schultergürtels / der breiten Rückenmuskeln. **Störung** des Bewegungsmusters des Schultergürtels und der Armbewegung.	S 33 Nr 4/S 32 Nr 3 S 37 Nr 3/S 36 Nr 2 S 31 Nr 2 S 29 Nr 6 S 30 Nr 1 S 34 Nr 1	34/29/30 31/32/38/36 62/64/66/67 91/96 48/70/98 105/106	S 113 S 111/112
Arme, Ellbogen, Hände	**Bewegungseinschränkung** der Halswirbelsäule. **Verkürzung** der Rückseite der Oberarme / der Vorderseite der Oberarme / der Streckseite der Unterarme / der Beugeseite der Unterarme. **Störung** des Bewegungsmusters der Armbewegung.	S 36 Nr 2/S 37 Nr 3 S 38 Nr 4/S 39 Nr 5 S 34 Nr 1	36/38 40/41/43/44 70/98/105/106	S 111/112

IV. DKB TESTS - MUSKELFUNKTIONSPRÜFUNGEN

Die Hauptaufgabe der Skelettmuskulatur besteht in der Ausführung von Bewegungen. Sie werden vom Gehirn gesteuert, aber nicht im Sinne der Aktivierung einzelner Muskeln, sondern fertiger Bewegungsmuster, deren Kombinationen die entsprechende Bewegung bzw. sportliche Leistung ergeben. Diese Bewegungsmuster werden reflektorisch gebahnt und ausgearbeitet, wodurch sie mit der Zeit schneller und weniger anstrengend werden.

Durch das Training kommt es oft zum Erlernen falscher, unnatürlicher Bewegungsmuster, was einerseits zu dauernder Überbelastung und damit zu Verkrampfung bzw. Verkürzung einiger Muskeln führt, oder andererseits zur Ausschaltung von Muskeln aus einem natürlichen Bewegungsmuster und damit zu deren Abschwächung. Außerdem kommt es durch die Fehlbelastung zu Bewegungseinschränkungen mit Blockierungen der betroffenen Bewegungssegmente. Dauernde muskuläre Fehlsteuerungen und damit auch außerhalb des eigentlichen sportlichen Trainings unnötige einseitige Überbeanspruchungen des aktiven und passiven Bewegungsapparates (Muskulatur, Sehnen, Bänder, Knochen und Gelenke) sind die Folge.

Es ist daher unbedingt notwendig, in der Technik jedes Leistungssportes möglichst die natürlichen Bewegungsmuster zu berücksichtigen und das Konditionstraining auf diese aufzubauen bzw. entsprechende Ausgleichsübungen mit zu trainieren. Ein typisches Beispiel ist der Gang der Leistungsturner, die die unnatürlichen Bewegungen ihres Sportes in ihr normales Bewegungsbild einbauen und, aufgrund dieser muskulären Fehlsteuerungen, auch außerhalb ihres Trainings mit Hohlkreuz und steifen, ausgedrehten Beinen gehen.

Diese dauernden Fehlsteuerungen und nicht nur ihr eigentlicher Sport führen zu den bekannten Schäden des Bewegungsapparates und zu Verletzungsanfälligkeit. Im folgenden Kapitel finden sich Tests für muskuläre Fehlsteuerungen der wichtigsten Muskelgruppen. Das sind Dehnungs - und Kraftübungen, je nachdem, ob die entsprechende Muskelgruppe eher zur Verkürzung oder zur Abschwächung neigt.

Dehnungsübungen sollen prinzipiell bei jedem Training vor den Kraftübungen durchgeführt werden.

Morgens nach dem Aufwachen beginnt man auch nicht sofort zu laufen, sondern dehnt, reckt und streckt sich, d.h. die Muskulatur wird gedehnt und die Gelenke werden gelockert. Langsam und gleichmäßig wie beim Gähnen sollen die Dehnungsübungen durchgeführt werden.

Auch Kraftübungen sollen langsam und genau ausgeführt werden, damit wirklich die gewünschte Muskelgruppe aktiviert wird. Es empfiehlt sich, die exakte Ausführung der Tests von einem geschulten Partner überwachen zu lassen.

A. FUSSMUSKULATUR

1. Bewegungstest für die Fußmuskulatur.

Die **Fußmuskulatur** hat die Aufgabe der aktiven Dämpfung des Schrittes durch die Abschlagbewegung des Fußes. Man rollt nicht ab, sondern wie ein Judokämpfer oder Stuntman den Fall durch eine aktive Abschlagbewegung der Hand dämpft, so erfolgt auch im Schritt beim Gehen oder Laufen die aktive Dämpfung durch eine Abschlagbewegung vom Fersenaußenrand auf die Großzehe. Ist diese Koordination gestört, entstehen Überlastungssyndrome und Haltungsfehler wie Knick- , Senk- oder Spreizfüße.

Folgende Übung dient als Test und Vorbeugung:

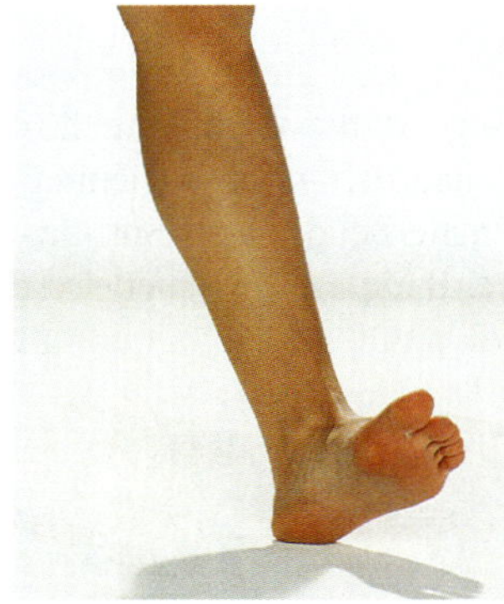

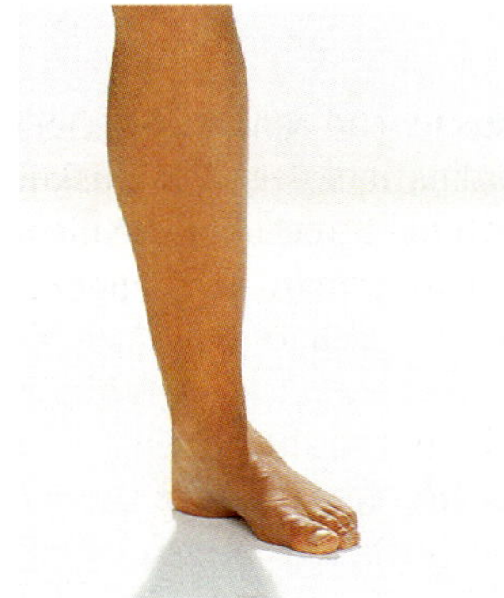

Schrittstellung: Außenrand der linken Ferse berührt Boden. Hierauf mit der Großzehe auf die Unterlage schlagen, sodaß der Fuß um seine Längsachse verdreht wird.
Gelingt die Verdrehung nicht, liegt eine Störung der Abschlagbewegung vor.

2. Krafttest für die Fußmuskulatur.

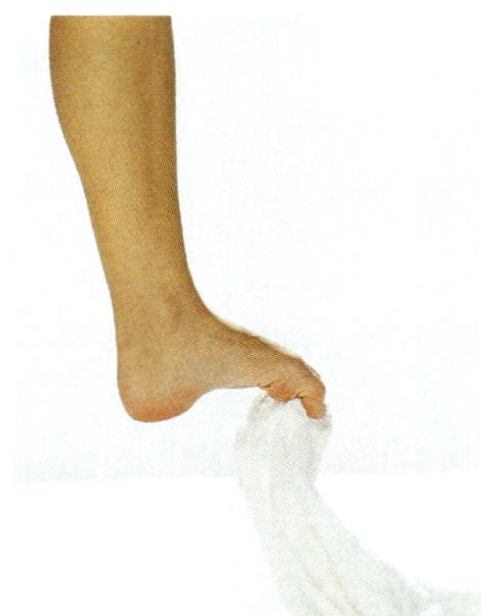

Mit den Zehen wird ein Tuch aufgehoben.
Gelingt das Aufheben eines Gegenstandes vom Boden nicht, ist die Fußmuskulatur abgeschwächt.

B. BEINMUSKULATUR

1. Bewegungstest für die Beinmuskulatur.

Ausgehend von der Gehbewegung ist die natürliche Koordination der **Beinmuskulatur** dadurch gekennzeichnet, daß bei Streckung im Kniegelenk eine Beugung im Sprunggelenk erfolgt und umgekehrt bei Beugung im Kniegelenk das Sprunggelenk gestreckt wird. Diese Koordination ist wesentlich für die Stabilität des Kniegelenkes und wichtig für eine natürliche Geh- und Laufbewegung sowie für einen runden Tritt beim Radfahren.

Folgende Übung dient als Test und Vorbeugung:

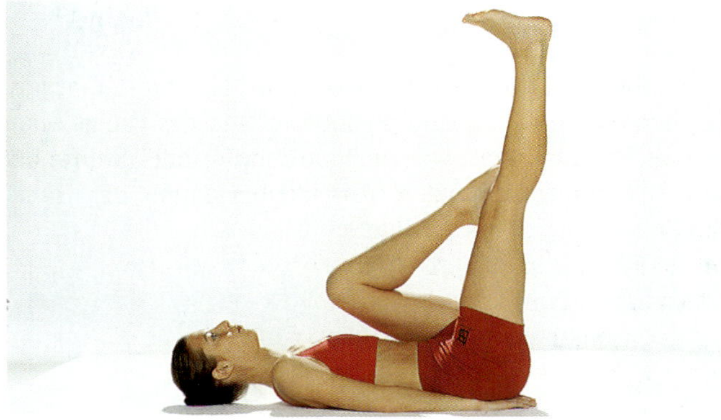

In Rückenlage, Hände unterstützen das Gesäß; ein Knie wird gestreckt, im Sprunggelenk gebeugt und das andere Knie wird gebeugt und im Sprunggelenk gestreckt.
Gelingt diese gegenläufige Bewegung nicht, liegt eine Störung der Gehbewegung vor.

2. Dehnungstest für die Wadenmuskulatur.

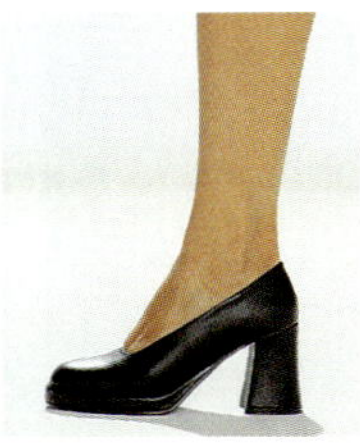

Die **Wadenmuskulatur** hat die Aufgabe, im Sprunggelenk zu strecken und im Kniegelenk zu beugen. Sie neigt zur Verkürzung, einerseits durch ihre dauernde Kräftigung ohne Ausgleichsdehnung im Sport, andererseits durch das Tragen hoher Absätze. Durch diese ist der Fuß dauernd in einer Streckhaltung, was zu einer Verkürzung der Wadenmuskulatur führt.

Wenn man nun Schuhe ohne Absätze trägt, müssen die Gegenspieler, die Beuger im Sprunggelenk, gegen die verkürzten Strecker dauernd Mehrarbeit leisten. Dies verursacht eine Überbeanspruchung des Unterschenkels und des Fußes. Typische Schmerzpunkte finden sich an der Achillessehne, am Fußrücken und am Vorfuß.

Folgende Übung dient als Test und Vorbeugung:

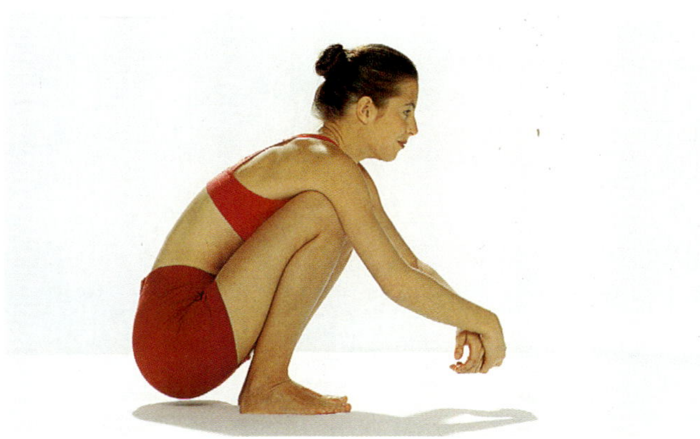

Barfuß, Füße parallel, tiefe Kniebeuge; Fersen behalten ständig Bodenkontakt. **Erreicht das Gesäß nicht annähernd die Fersen, ist die Wadenmuskulatur verkürzt.**

3. Dehnungstest für die Vorderseite der Oberschenkel.

Die **Muskeln an der Vorderseite des Oberschenkels** haben die Aufgabe, im Kniegelenk zu strecken und/oder im Hüftgelenk zu beugen. Sie neigen zur Verkürzung.
Damit kommt es zu Irritationen und Schmerzen an den Sehnenansätzen, am Ober- und Unterrand der Kniescheibe sowie am Schienbeinkopf (jumper-knee).
Bei Verkürzung ist dieser Muskel auch an der Entwicklung des Hohlkreuzes beteiligt.

Folgende Übung dient als Test und Vorbeugung:

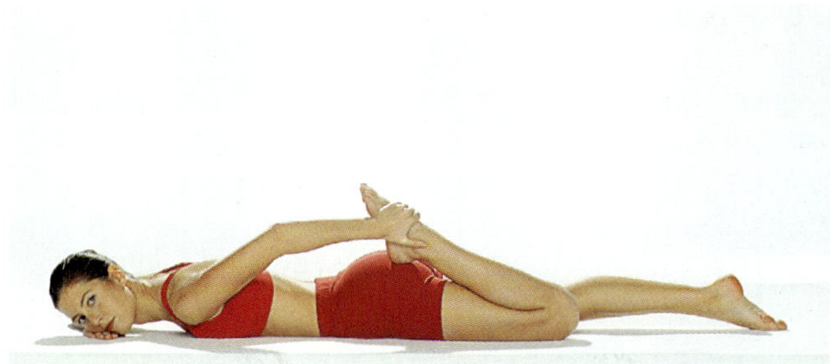

Bauchlage; linke Hand erfaßt bei geschlossenen Beinen linken Fuß und führt die Ferse zum Gesäß. Becken darf von der Unterlage nicht abgehoben werden.
Erreicht die Ferse das Gesäß nicht, ist die Vorderseite des Oberschenkels verkürzt.

4. Dehnungstest für die Rückseite der Oberschenkel.

Die **Muskeln an der Rückseite des Oberschenkels** haben die Aufgabe, im Knie zu beugen und/oder im Hüftgelenk zu strecken. Sie neigen zur Verkürzung.
Typische Beschwerden treten dann im Bereich des Sitzbeines (Ischiasbeschwerden) oder an der Innen- und Außenseite des Kniegelenkes auf.

Folgende Übung dient als Test und Vorbeugung:

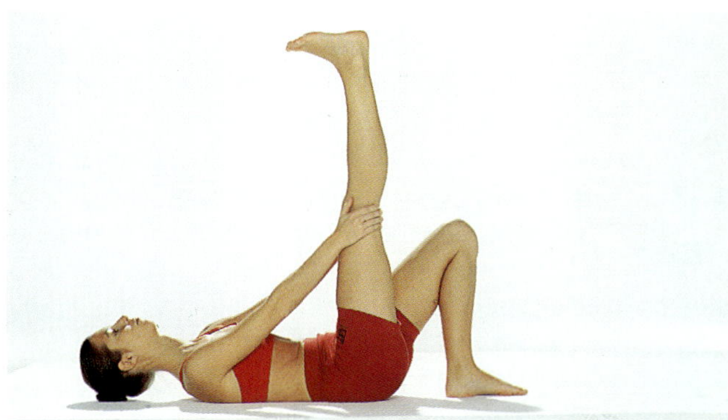

Rückenlage, linkes Bein angewinkelt; beide Hände umfassen rechtes, im Knie gestrecktes, im Sprunggelenk gebeugtes Bein und ziehen dieses zum Oberkörper bis zu einem Winkel von 90°. **Wird dieser Winkel nicht erreicht, ist die Rückseite des Oberschenkels verkürzt.**

C. HÜFTMUSKULATUR

1. Bewegungstest für die Hüftmuskulatur.

Die **Hüftmuskulatur** dient der Stabilität des Beckens. Auch bei asymmetrischer Belastung und im Einbeinstand muß die Hüftmuskulatur eine Überlastung der Wirbelsäule verhindern. Bei einer Abschwächung kommt es im Oberkörper zur Instabilität. Dies zeigt sich in seitlichen Pendelbewegungen oder im Abkippen des Beckens mit Seitneigung zum belasteten Bein.
In beiden Fällen wird statt der natürlichen Rumpfdrehung eine Seitneigung gemacht, was in der Gehbewegung und in jedem Sport ein Fehler ist.

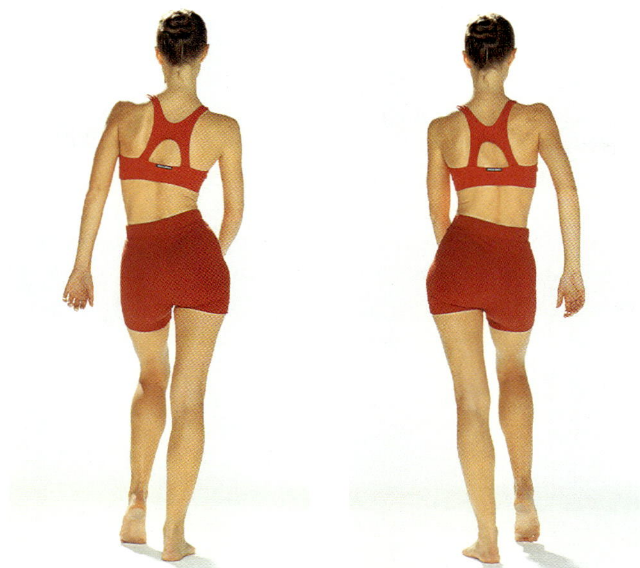

Folgende Übung dient als Test und Vorbeugung:

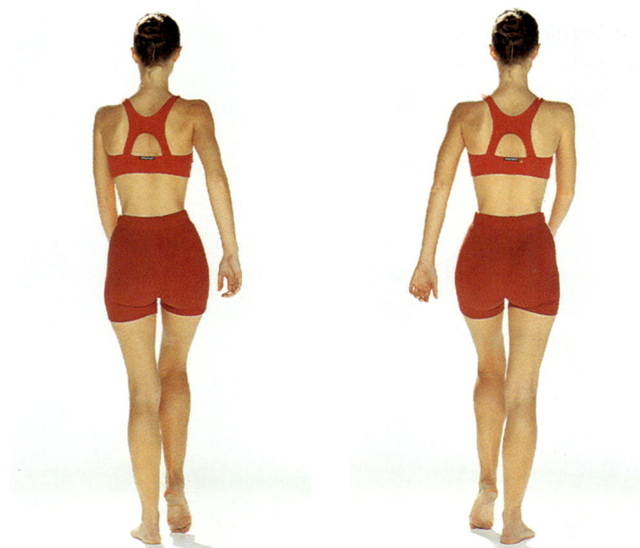

Gehen am Stand mit Rumpfdrehung, Becken bleibt waagrecht.
Sinkt beim Gehen am Stand das Becken ab, liegt eine Störung der natürlichen Rumpfdrehung vor.

2. Krafttest für die Gesäßmuskulatur.

Der **große Gesäßmuskel** hat die Aufgabe, im Hüftgelenk zu strecken. Er stabilisiert das Kniegelenk. Die Streckung erfolgt im Zusammenspiel mit der Rückseite des Oberschenkels und mit dem Rückenstrecker. Die Stabilisierung des Kniegelenkes erfolgt über eine Sehnenplatte an der Außenseite des Oberschenkels (fascia lata). Diese Funktionen können durch Schwäche des **großen Gesäßmuskels** gestört sein (Menschen mit flachem Gesäß), was dazu führt, daß andere Muskelgruppen den Ausfall ersetzen müssen.

Daher kommt es vor allem im Lendenbereich zu Überbeanspruchungen und in den Kniegelenken zu Instabilitätsbeschwerden.

Folgende Übung dient als Test und Vorbeugung:

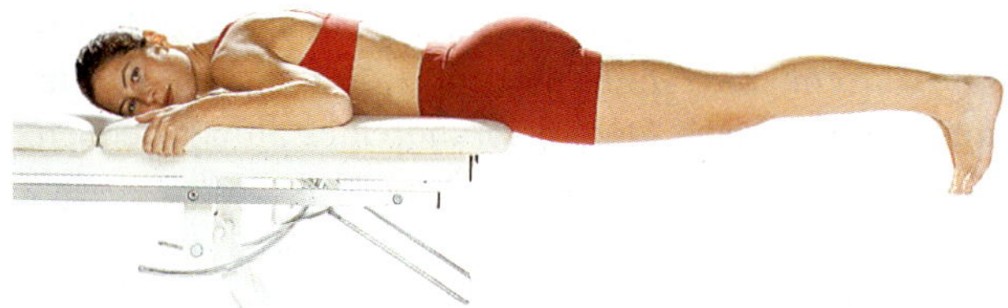

Bauchlage auf Bank oder Tisch mit herabhängenden Beinen, Fixieren des Oberkörpers durch Festhalten in Kopfhöhe und Anheben der gestreckten Beine bis in die Horizontale.
Wird die Horizontale nicht mühelos erreicht, und kann sie nicht gegen leichten Widerstand 30 Sekunden gehalten werden, liegt eine Abschwächung der großen Gesäßmuskeln vor.

3. Krafttest für mittlere und kleine Gesäßmuskeln.

Der **mittlere und kleine Gesäßmuskel** befinden sich an der Seite des Gesäßes. Diese Muskeln haben die Aufgabe, beim Stand auf einem Bein das Absinken des Beckens zur Gegenseite zu verhindern oder das Bein seitlich zu heben.
Wenn jemand beim Gehen mit den Hüften oder dem Oberkörper wackelt, das heißt, anstatt Drehbewegungen der Wirbelsäule seitliche Kippbewegungen des Beckens und Seitneigungen der Wirbelsäule macht, liegt eine Schwäche der Muskulatur an den Seiten des Gesäßes vor. Für ein normales Gangbild, beispielsweise nach Hüftoperationen, ist die Kräftigung dieser Muskulatur besonders wichtig. Für den Leistungssport ist die Seitenstabilität eine wesentliche Voraussetzung bei Lauf- und Sprungübungen.

Folgende Übung dient als Test und Vorbeugung:

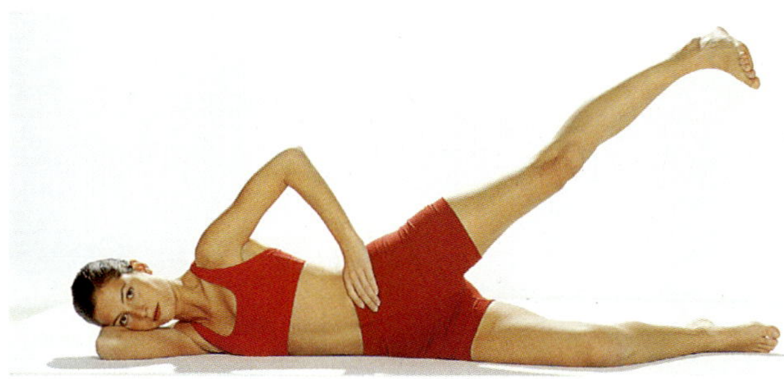

Seitenlage, Stabilisierung des Beckenkammes mit der freien Hand. Dann wird das untere Bein angewinkelt und das obere, im Knie gestreckte, im Sprunggelenk gebeugte Bein angehoben. Der abgespreizte Fuß wird eingedreht. Außerdem muß man darauf achten, daß das Bein im Hüftgelenk nach hinten gestreckt bleibt. **Kann das obere Bein nicht mühelos abgespreizt und 30 Sekunden gegen leichten Widerstand gehalten werden, liegt ein Schwäche des mittleren und kleinen Gesäßmuskels vor.**

4. Dehnungstest für die Hüftgelenksbeuger.

Die **Hüftgelenksbeuger** neigen zur Verkürzung. Ihr stärkster Muskel entspringt an der Lendenwirbelsäule und am Darmbein und setzt am Oberschenkelknochen an. Bei vielen sogenannten "Bauchmuskelübungen" wird diese Muskelgruppe fälschlich trainiert und führt allzu oft zu Beschwerden im Bereich ihres Ursprungfeldes an der Lendenwirbelsäule und ihrer Ansatzsehnen im Bereich der Leiste. Will man die Beugekraft im Bereich der Körpermitte verbessern, so muß man vor allem die Bauchmuskulatur richtig trainieren.

Folgende Übung dient als Test und Vorbeugung:

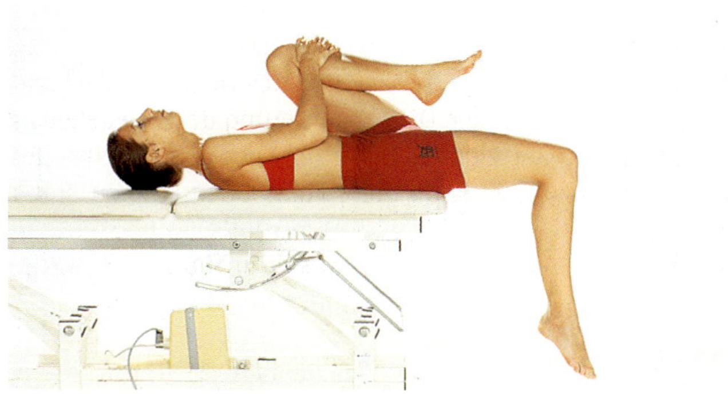

Rückenlage auf Bank oder Tisch, beide Hände umfassen ein Knie und ziehen dieses soweit in Richtung Brust bis die Lendenwirbelsäule flach auf der Unterlage liegt. Bei horizontaler Lage des Oberschenkels des zweiten Beines befindet sich der Unterschenkel im rechten Winkel dazu.
Wird die Horizontallage des Oberschenkels nicht erreicht, liegt eine Verkürzung des Hüftgelenksbeugers vor. Erreicht die Unterschenkelbeugung im Knie nicht 90°, liegt eine Verkürzung der Vorderseite des Oberschenkels vor.

D. RUMPFMUSKULATUR

1. Bewegungstest für die Rumpfmuskulatur.

Im Lendenbereich finden wir die Beuge- und Streckbewegungen der Wirbelsäule. Kennmuskel der richtigen Streckbewegung ist die Gesäßmuskulatur. Kennmuskel der richtigen Beugebewegung ist die Bauchmuskulatur. Die Koordination dieser beiden Muskelgruppen bzw. ihr Zusammenspiel ist für die Stabilität der Lendenwirbelsäule und für eine optimale Sprung- und Hebetechnik entscheidend.

Im Kniestand oder Stand bei senkrechtem Oberkörper langsam in den Kniesitz oder in die Hocke gehen. Aus der Höhlung bzw. Lordose der Lendenwirbelsäule muß eine Gerade oder Kyphose bzw. Vorwölbung der Lendenwirbelsäule entstehen. Diese Übung wird langsam mehrmals wiederholt, wobei darauf geachtet wird, daß in der Beugebewegung die Bauchmuskulatur und in der Streckbewegung die Gesäßmuskulatur angespannt wird.

Folgende Übung dient als Test und Vorbeugung:

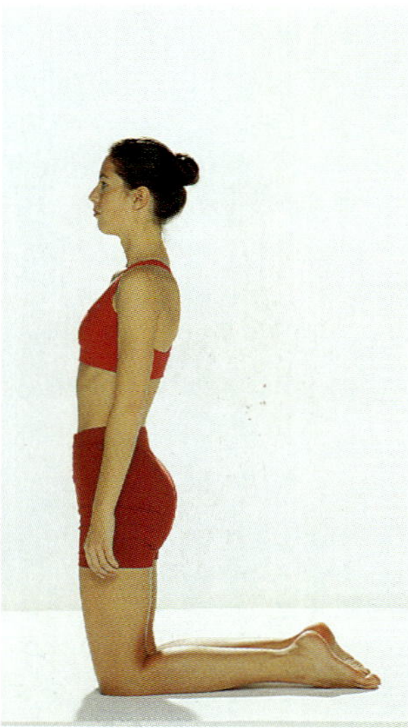

Kniestand

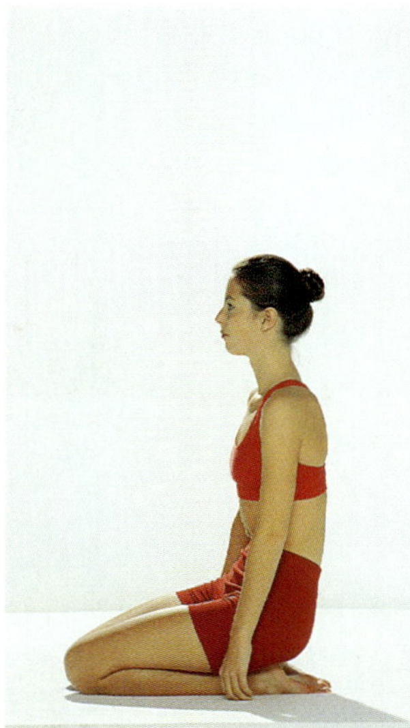

Kniesitz

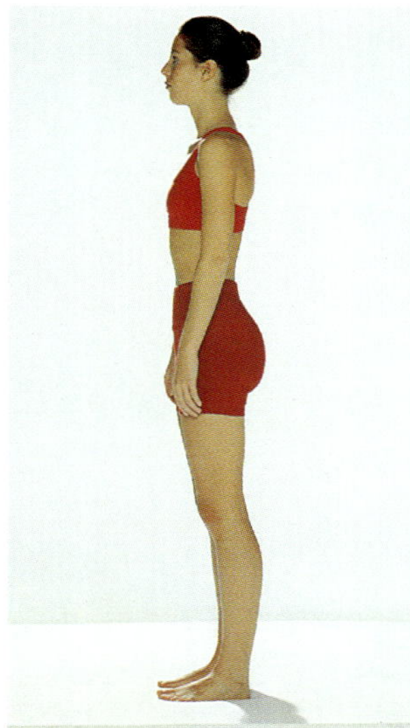

Stand

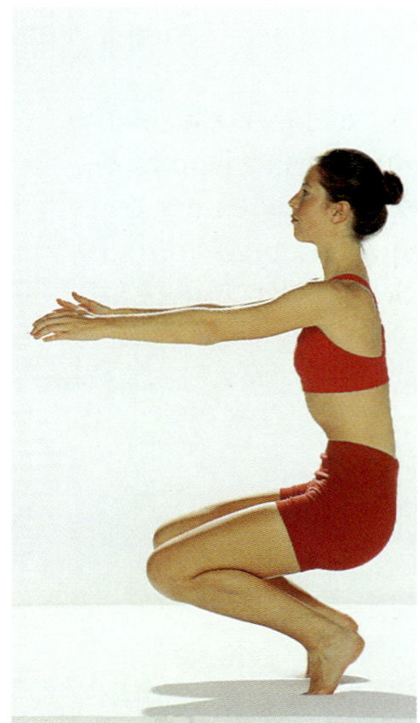

Hockstand

Bleibt bei der Beugung in den Kniesitz die Lendenlordose bzw. Höhlung bestehen und bei Streckung die Gesäßmuskulatur locker, liegt eine Störung der Rumpfbeuge und Rumpfstreckbewegung vor.

Im Stand, Anspannen der Gesäßmuskulatur mit Lordose der Lendenwirbelsäule, im Hockstand, bei senkrechtem Oberkörper Anspannen der Bauchmuskulatur; Kyphose der Lendenwirbelsäule. **Gelingt diese Kniebeuge vom Stand in den Hockstand bei senkrechtem Oberkörper nicht mit fließendem Übergang von der Lordose in die Kyphose der Lendenwirbelsäule, liegt eine Störung der Rumpfbeuge- und Rumpfstreckbewegung vor.**

2. Krafttest für die Bauchmuskulatur.

Die Bauchmuskulatur hat die Aufgabe, den Rumpf zu beugen und/oder zu drehen. Bei falschem Training mit unnatürlichen Bewegungsmustern wird oft statt einem Rumpfbeugen ein Hüftbeugen trainiert, wodurch die Hüftgelenksbeuger übermäßige Kraft entwickeln und es zu einer entsprechenden Abschwächung der Bauchmuskulatur kommt. Das heißt, ihre Funktion wird zum größten Teil von den Hüftgelenksbeugern übernommen, was zu deren Verkürzung und zu Beschwerden im Bereich der Lendenwirbelsäule, zum Hohlkreuz und zur Überbeanspruchung der Hüftgelenke führt. Solche falschen Bewegungsmuster liegen dann vor, wenn - wie bei vielen falschen Bauchmuskelübungen - in den Hüften mit Hohlkreuz gebeugt wird.

Es ist daher eine richtig trainierte Bauchmuskulatur nicht nur zur Erreichung höherer sportlicher Leistungen nötig, sondern auch der beste Schutz vor einseitigen Überbeanspruchungen und damit vorzeitigen Abnützungen im Bereich der Wirbelsäule und der Hüften.

2a. Krafttest für die gerade Bauchmuskulatur.

Folgende Übung dient als Test und Vorbeugung:

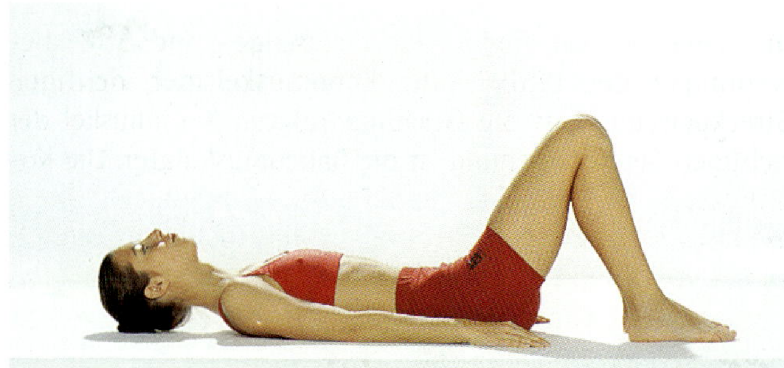

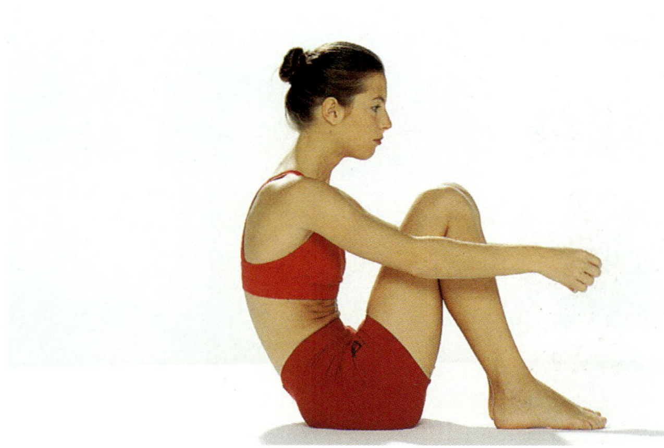

Rückenlage, Beine angewinkelt, Arme in Vorhalte, Rumpfvorbeuge (vom Kopf beginnend wird ein Wirbel nach dem anderen von der Unterlage abgehoben).
Kann diese Übung mit Armvorhalte nicht ausgeführt werden, liegt eine Schwäche der Bauchmuskulatur vor.

Bei Bauchmuskelkräftigung darf die Unterstützung nur an der Ferse und niemals am Rist erfolgen, da sonst die Automatisierung eines unnatürlichen Bewegungsmusters entstehen würde.

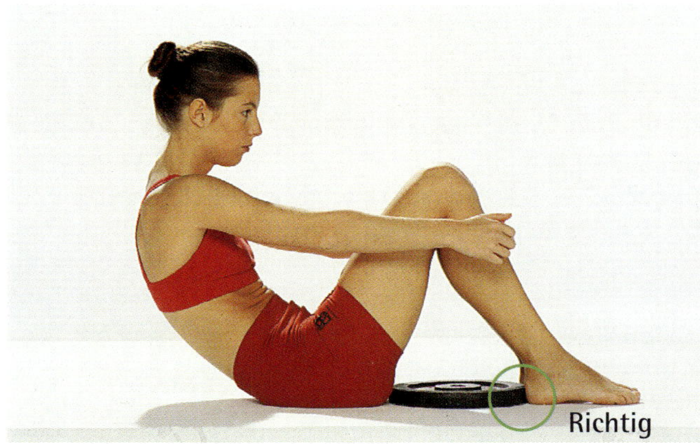

Kann die Übung mit hinter dem Kopf verschränkten Armen ausgeführt werden, ist die Bauchmuskulatur sehr gut.

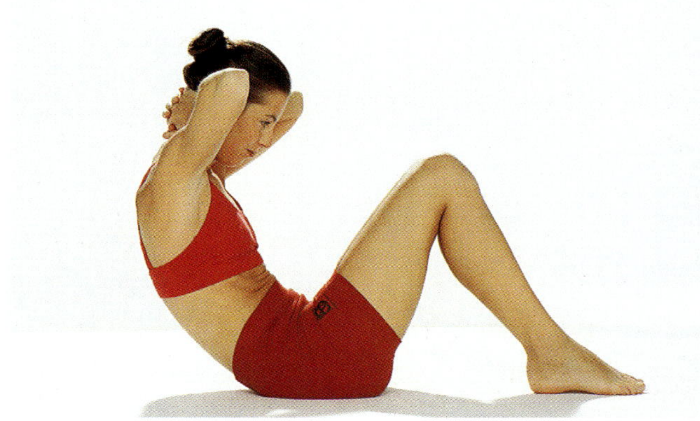

Kann dieselbe Übung mit von der Unterlage abgehobenen Fersen, wobei die Zehen Bodenkontakt behalten, durchgeführt werden, ist die Bauchmuskulatur ausgezeichnet.

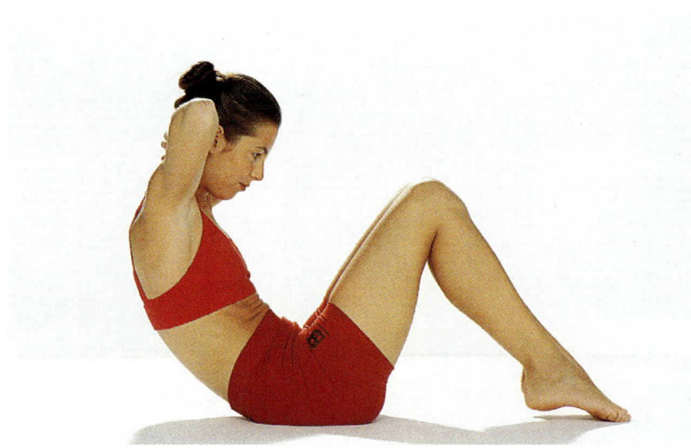

2b. Krafttest für die schräge Bauchmuskulatur.

Folgende Übung dient als Test und Vorbeugung:

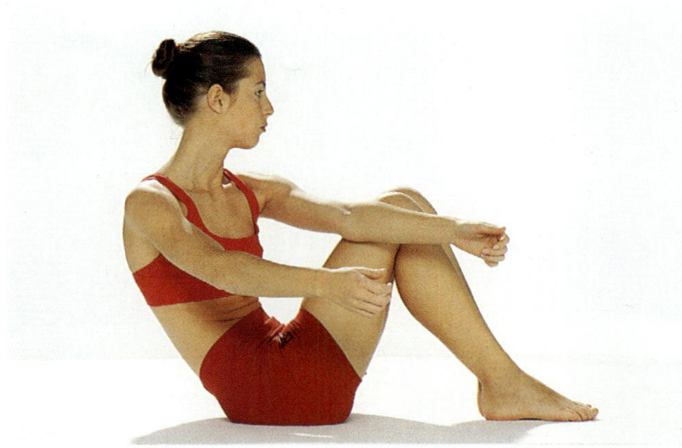

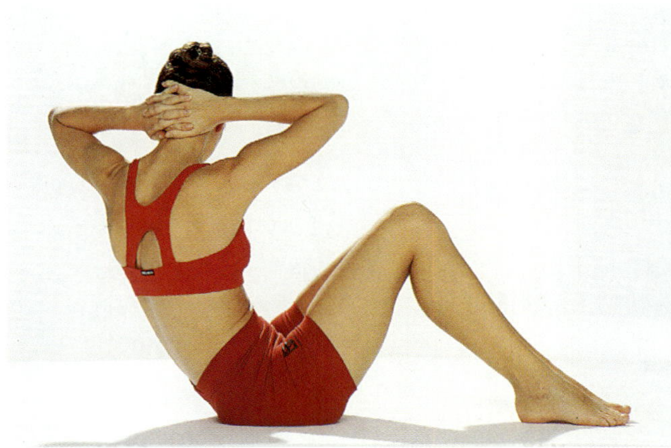

Rückenlage, Beine angewinkelt, Arme in Vorhalte oder hinter dem Kopf verschränkt, Rumpfvorbeuge mit gleichzeitiger Rumpfdrehung.

Kann diese Übung nicht mit Armvorhalte ausgeführt werden, liegt eine Schwäche der schrägen Bauchmuskulatur vor. Gelingt dieselbe Übung mit hinter dem Kopf verschränkten Armen, ist die schräge Bauchmuskulatur ausgezeichnet.

3. Dehnungstest für die Lendenmuskulatur.

Die **Lendenmuskulatur** hat die Aufgabe, die Wirbelsäule zu stabilisieren und wird bei Schwäche der mittleren und kleinen Gesäßmuskulatur überlastet. Im Sport und im Alltag findet sich die Überbeanspruchung dieser Muskulatur, wenn im Gehen und bei Einbeinbelastungen Seitneigungen statt Rumpfdrehungen durchgeführt werden. Deutlich ausgeprägt ist diese Überlastung bei Gangbildstörungen wie dem Hüfthinken, bei dem sich der Patient im Gehen über die erkrankte Hüfte neigt.

Im Stehen bei angespannter Gesäßmuskulatur Seitneigung.

Wird mit der Fingerspitze das Wadenbeinköpfchen an der Außenseite des Knies nicht erreicht, liegt eine Verkürzung der Lendenmuskulatur vor.

Folgende Übung dient als Test und Vorbeugung:

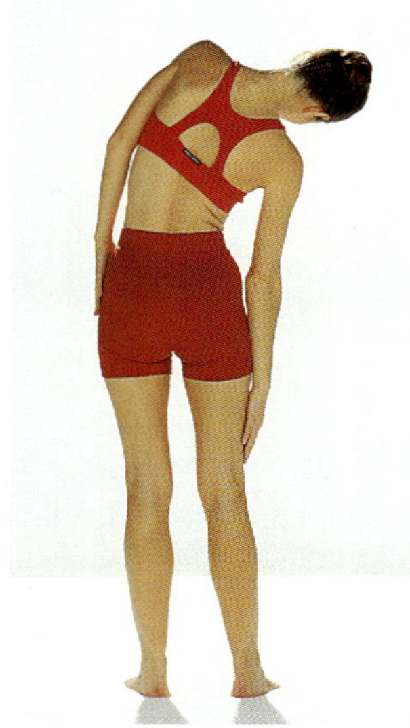

4. Dehnungstest für die Rückenstrecker.

Die **Rückenstrecker** ziehen beidseits entlang der Wirbelsäule und haben die Aufgabe, den Rumpf zu strecken. Sie neigen einerseits zur Verkürzung, Hartspann und Verkrampfungen, andererseits zur Abschwächung.

Aus Sitzposition auf Bank oder Tisch Rumpfvorbeuge, wobei vom Kopf beginnend Wirbel für Wirbel - ohne das Becken zu kippen - von oben nach unten gebeugt wird (Beugebewegung in der Hüfte).
Wird mit den Händen nicht die Mitte der Unterschenkel erreicht, liegt eine Verkürzung der Rückenstrecker vor.

Folgende Übung dient als Test und Vorbeugung:

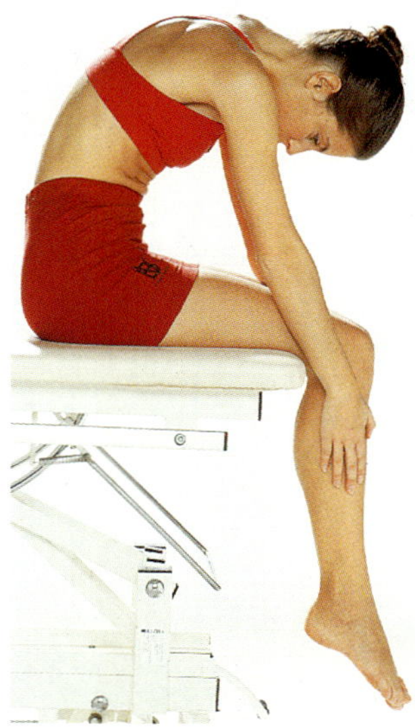

5. Krafttest für den Rückenstrecker.

Folgende Übung dient als Test und Vorbeugung:

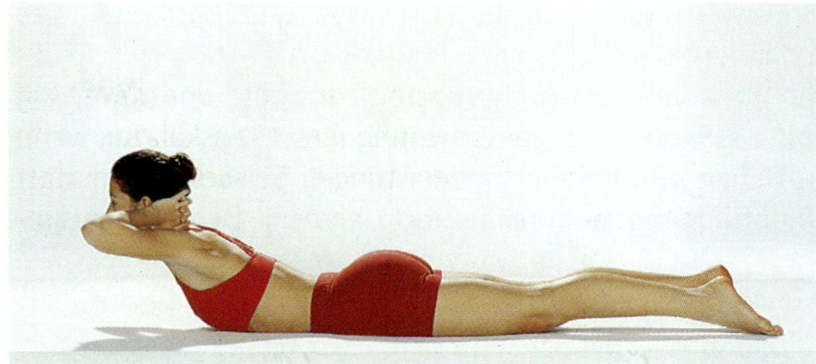

Bauchlage, Arme hinter Kopf verschränkt, Rumpfrückbeuge; Gesäß- und Beinmuskulatur möglichst entspannt, sodaß Beine und Becken Bodenkontakt behalten.
Gelingt bei Rumpfrückbeuge das Abheben des Brustbeines von der Unterlage nicht, sind die Rückenstrecker abgeschwächt.

6. Krafttest für den breiten Rückenmuskel.

Der **breite Rückenmuskel** hat die Aufgabe, den Arm zurückzuführen und nach innen zu drehen sowie das Schultergelenk zu stabilisieren. Seine Kräftigung ist zur Verhinderung der Schulterluxation besonders wichtig.

Folgende Übung dient als Test und Vorbeugung:

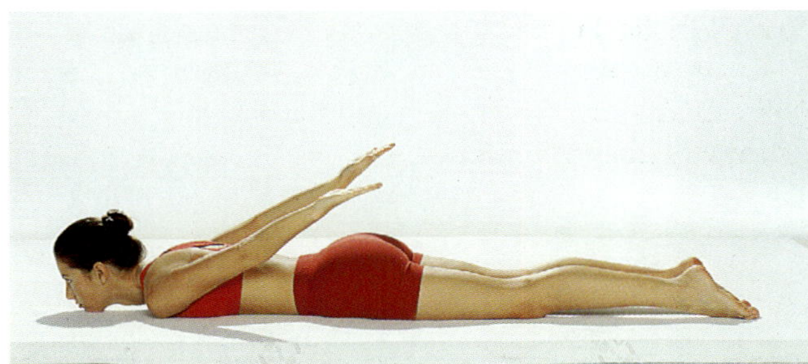

Bauchlage, Daumen innen, Zurückführen beider Arme. **Können nicht - gegen geringen Widerstand - 30° im Schultergelenk erreicht werden, liegt eine Schwäche des breiten Rückenmuskels vor.**

E. SCHULTERGÜRTELMUSKULATUR

1. Bewegungstest für die Schultergürtelmuskulatur.

Die Arme und Schultern sind mit dem Rumpf nur über das Schlüsselbein gelenkig verbunden, sonst nur über die Muskeln des Schultergürtels. Die Schultern sind zwischen drei Muskelgruppen eingespannt und zwar in die hinteren, vorderen und oberen Fixatoren des Schultergürtels. Es liegt daher klar auf der Hand, daß auch hier das DKB- System, d.h. das ausgewogene Zusammenspiel von Dehnung, Kräftigung und Bewegung eine besondere Bedeutung besitzt. Störungen treten als Schulterschmerzen und Beschwerden der Wirbelsäule (Halswirbelsäule und Brustwirbelsäule), manchmal auch als Kopfschmerzen, auf.

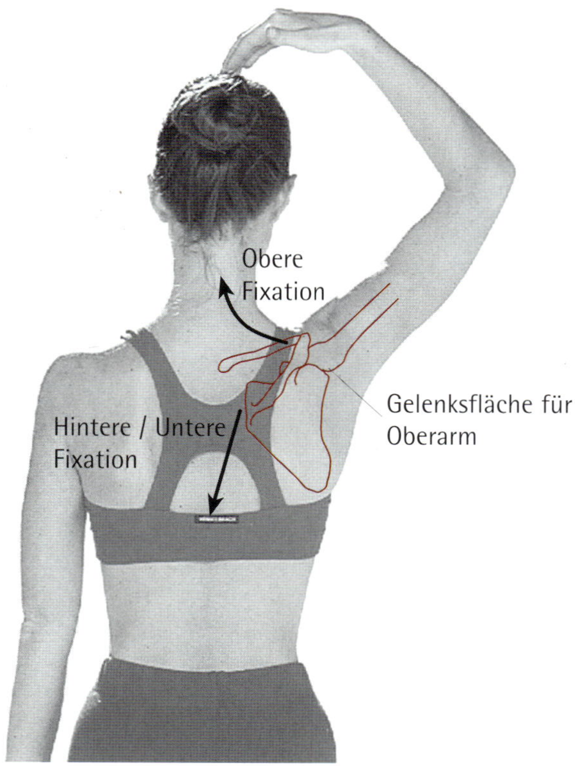

Richtig: Drehung des Schulterblattes erfolgt durch hintere Fixatoren.

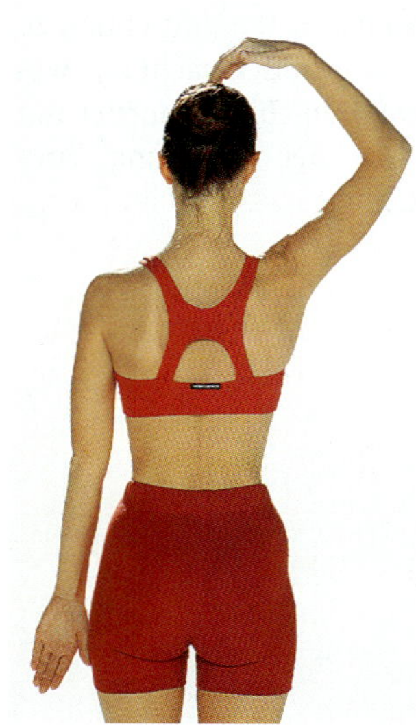

Falsch: Drehung des Schulterblattes erfolgt durch obere Fixatoren.

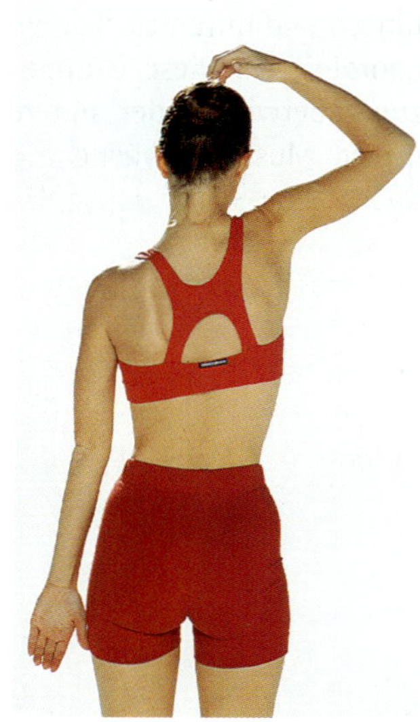

Auf den Hinterkopf greifen wie beim Kämmen der Haare. Beim Heben des Armes erfolgt gleichzeitig eine Drehung des Schulterblattes, damit die Gelenksflächen des Schultergelenkes optimal zueinander eingestellt bleiben.
Wird beim Heben des Armes das Schulterblatt gehoben, liegt eine Störung der Schultergürtelbewegung vor.

2. Krafttest für die hinteren Fixatoren des Schultergürtels.

Die **hinteren Fixatoren** des Schultergürtels haben die Aufgabe, diesen in Richtung Brustwirbelsäule und damit nach hinten und unten zu fixieren und mit der Rumpfdrehung zu koordinieren. Diese Gruppe neigt zur Abschwächung, was zum Überwiegen der anderen Fixatoren führt. Sportler mit dieser Muskelschwäche ziehen bei der Ausübung ihres Sportes die Schultern hoch wie z.B. Schifahrer beim Stockeinsatz, Tennisspieler bei der Schlagausführung, Leichtathleten beim Absprung etc.
Denselben Fehler machen auch viele Personen wenn sie am Schreibtisch oder im Auto, bei der Arbeit oder im Streß die Schultern hochziehen und damit ihre Halswirbelsäule überlasten.

Folgende Übung dient als Test und Vorbeugung:

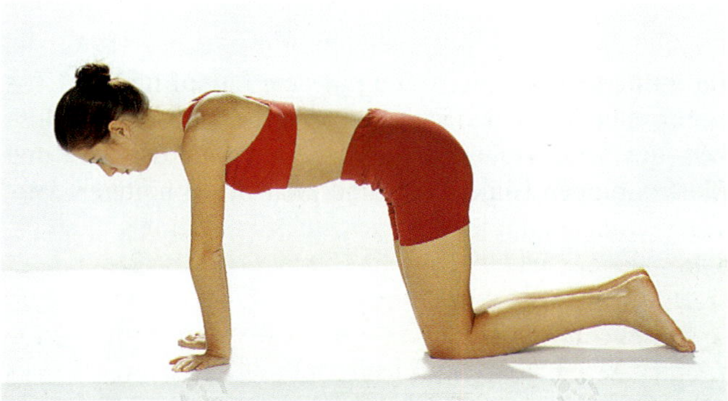

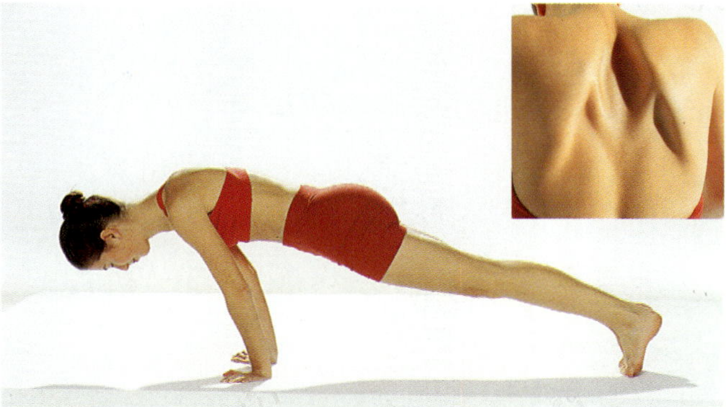

Liegestütz vorlings, Arme leicht gebeugt, Körpergewicht nach oben (in Richtung Kopf) verlagern. Schulterblätter müssen waagrecht bleiben.
Treten die Schulterblätter stark hervor, liegt eine Schwäche der hinteren Fixatoren des Schultergürtels vor.

3. Dehnungstest für die vorderen Fixatoren des Schultergürtels.

Die **vorderen Fixatoren des Schultergürtels** sind die Brustmuskeln. Sie haben die Aufgabe, den Schultergürtel am Rumpf bzw. am Brustkorb zu fixieren und nach vorne zu bewegen. Diese Muskeln neigen zur Verkürzung durch Kräftigung ohne Ausgleichsdehnung. Dadurch ziehen sie die Schultern nach vorne, was zum Rundrücken führt.

3a. Dehnungstest für die oberen Anteile der vorderen Fixatoren (kleiner Brustmuskel):

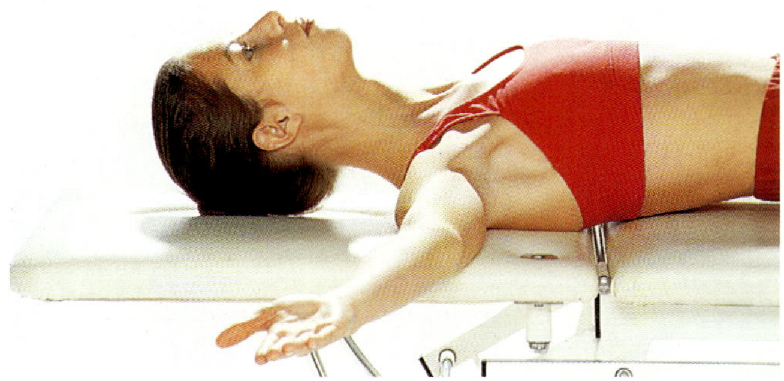

Rückenlage auf Bank- oder Tischrand flach auf Schulterblättern, Testarm mit Daumen nach oben im rechten Winkel zurückführen.
Erreicht der Arm nicht die Horizontale, liegt eine Verkürzung der oberen Anteile (kleiner Brustmuskel) der vorderen Fixatoren des Schultergürtels vor.

3b. Dehnungstest für die unteren Anteile der vorderen Fixatoren (großer Brustmuskel):

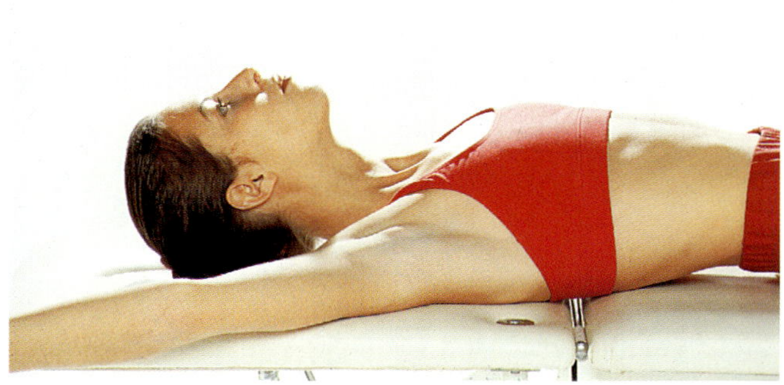

Rückenlage auf Bank- oder Tischrand flach auf Schulterblättern, Testarm mit Daumen nach hinten schräg nach oben zurückführen. **Erreicht der Arm nicht die Horizontale, liegt eine Verkürzung der unteren Anteile (großer Brustmuskel) der vorderen Fixatoren des Schultergürtels vor.**

4. Dehnungstest für die oberen Fixatoren des Schultergürtels.

Die **oberen Fixatoren des Schultergürtels** ziehen von der Schulter Richtung Halswirbelsäule. Sie neigen zur Verkürzung und sind dann als Muskelhartspann am Nacken gut tastbar. Der sogenannte Hexenschuß ist das bekannteste Beispiel einer akuten Muskelverkürzung, wobei es zu Schulter-, Nackenbeschwerden und oft zu Kopfschmerzen kommt.
Es gibt aber auch weniger ausgeprägte Muskelfunktionsstörungen, die sich oft nur daran erkennen lassen, daß die Beweglichkeit des Kopfes in der Halswirbelsäule eingeschränkt ist.

Folgende Übung dient als Test und Vorbeugung:

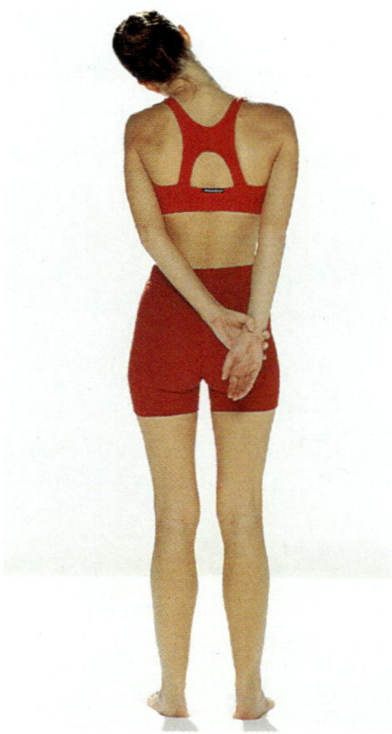

Arme hinter dem Körper verschränkt, Seitneigen des Kopfes ohne die Schultern (Schulterblätter) zu heben.
Erreicht das Ohr nicht annähernd die Schulter, liegt eine Verkürzung der oberen Fixatoren des Schultergürtels vor.

F. ARMMUSKULATUR

1. Bewegungstest für die Armmuskulatur.

Im DKB-System haben die Extremitäten die Aufgabe, die Rumpfbewegungen zu verstärken d.h. die Arme werden über den Schultergürtel mit der Drehung koordiniert. Im Streß oder in der Lernphase jedes Sportes werden die Hände von den Sinnesorganen des Kopfes kontrolliert, was sich im Hochziehen der Schultern ausdrückt. Auch beim Zeichnen und Malen oder am Computer werden in der Lern- und Konzentrationsphase die Schultern hochgezogen und die Hände mit den Augen koordiniert. Möglichst bald soll aber nach der Automatisierung die Armbewegung über die Schultergürtelbewegung mit dem Körper verbunden werden.

Bei natürlichen Armbewegungen erfolgt beim Heben oder Senken des Armes gleichzeitig eine Drehung, die aus der Stellung des Daumens ersichtlich ist.

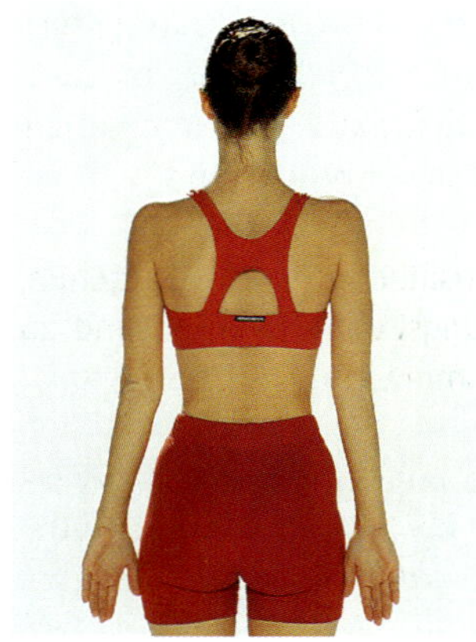

1. Gesenkte Arme: Daumen zeigt nach innen (liegt am Oberschenkel).

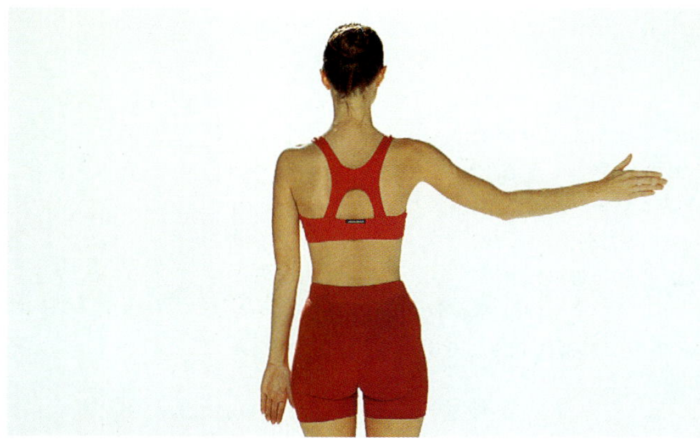

2. Arm in Schulterhöhe: Daumen wird nach oben gedreht.

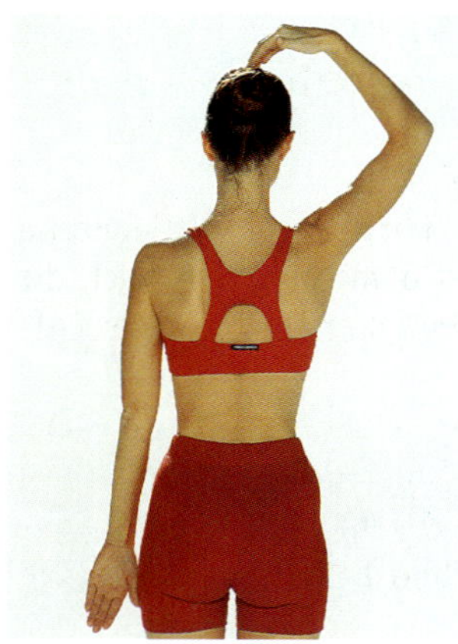

3. Arm über dem Kopf: Daumen zeigt nach hinten.

Werden die Arme beim Heben nicht gedreht, liegt eine Störung der Armbewegung vor.

Die Oberarmmuskulatur entspringt in der Schulterregion und setzt im Ellbogenbereich an. Sie neigt zur Verkürzung und kann im Verein mit Muskelfunktionsstörungen des Schultergürtels zu Überlastungsschmerzen führen.

Die Entzündung dieser Sehnenansätze kann soweit gehen, daß es zu hochgradigen Bewegungsbehinderungen und zu degenerativen Veränderungen kommt.

Der Riß der langen Bizepssehne anläßlich eines Bagatelltraumas als Folge einer lange bestehenden Muskelverkürzung ist ein typisches Beispiel dafür. So werden auch Achillessehnenrisse und Entzündungen durch Muskelverkürzungen begünstigt.

Die Unterarmmuskulatur entspringt im Ellbogenbereich und setzt an der Hand an.
Gemeinsam mit der Oberarmmuskulatur ist ihre Verkürzung die Ursache für den "Tennis- und Werferarm" bzw. für Überlastungsbeschwerden im Ellbogenbereich. Die Behandlung des Tennisarmes darf nicht nur symptomatisch durch entzündungshemmende Therapie, Eis, Antirheumatika und eventuell Cortisoninjektionen erfolgen.

Es wird damit nur lokal die Entzündung behandelt und nicht die Ursache behoben, die in einer Verkürzung und Fehlsteuerung der entsprechenden Muskelgruppen liegt, was auch die unbefriedigenden Therapieerfolge und Hartnäckigkeit dieser Beschwerden erklärt.

Die Operation des "Tennisarmes" führt zu einer Verlagerung der Muskelursprünge und imitiert damit das, was auch die gezielten Dehnungsübungen können, nämlich eine Entlastung der Sehnenansätze.
Hat sich die Muskulatur nach der Operation an die neue Situation gewöhnt, und ist es über einseitige Belastung ohne entsprechende Dehnung wiederum zur Verkürzung gekommen, treten neuerlich dieselben Beschwerden wie vor der Operation auf.

Durch die von uns angewandte Dehnung, eventuell unterstützt durch manuelle Therapie und Mobilisation sowie physikalische Maßnahmen wie Eis lokal, ist die Operation des Tennisarmes nur mehr sehr selten nötig.

Auch bei Arthrosen der Hand - und Fingergelenke finden wir die entsprechenden Verkürzungen der Muskulatur an den Unterarmen. Durch Dehnung ist eine Linderung der Beschwerden in vielen Fällen zu erreichen.

2. Dehnungstest für die Rückseite des Oberarmes.

Die **Rückseite des Oberarmes (Trizeps)** hat die Aufgabe im Ellbogen- und Schulterbereich zu strecken. Sie neigt zur Verkürzung und muß als Ausgleich zu Kraftübungen gedehnt werden.

Folgende Übung dient als Test und Vorbeugung:

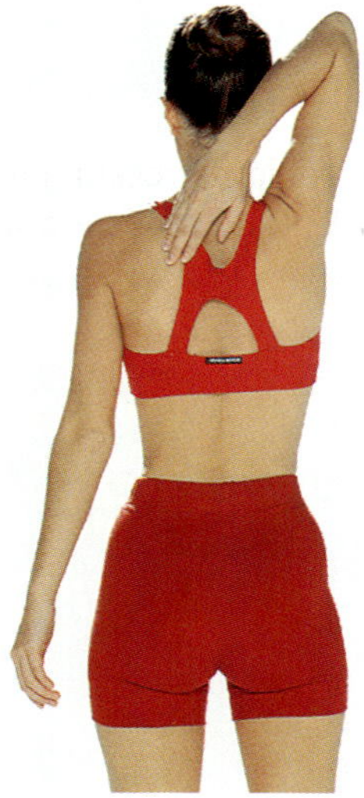

Im Stehen oder Sitzen wird das Handgelenk auf den Dornfortsatz des 7. Halswirbels gelegt. Der Dornfortsatz des 7. Halswirbels ist der bei gebeugtem Kopf am Übergang von der Hals- in die Brustwirbelsäule nach hinten vorspringende knöcherne Höcker.

Erreicht das Handgelenk nicht den Dornfortsatz des 7. Halswirbels, ist die Rückseite des Oberarmes verkürzt.

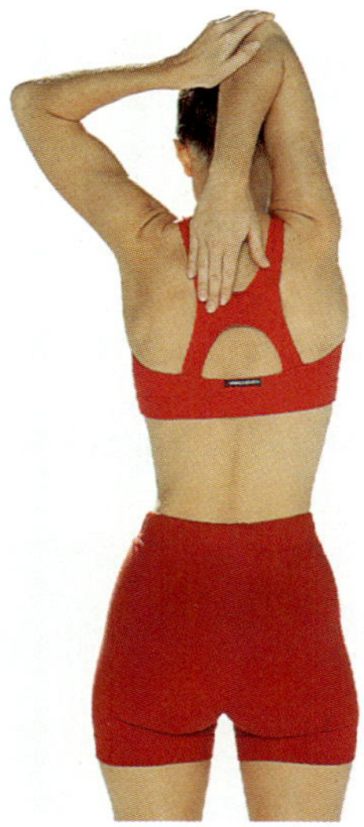

Zur Dehnung kann mit der zweiten Hand der Ellbogen nach hinten - unten geführt werden.

3. Dehnungstest für die Vorderseite des Oberarmes.

Die **Vorderseite des Oberarmes (Bizeps)** neigt zur Verkürzung. Sie hat die Aufgabe, im Ellbogen- und im Schultergelenk zu beugen.

Gelingt aus Ausgangsposition c) die völlige Streckung der Ellbogengelenke d) nicht, ist die Vorderseite der Oberarme verkürzt.

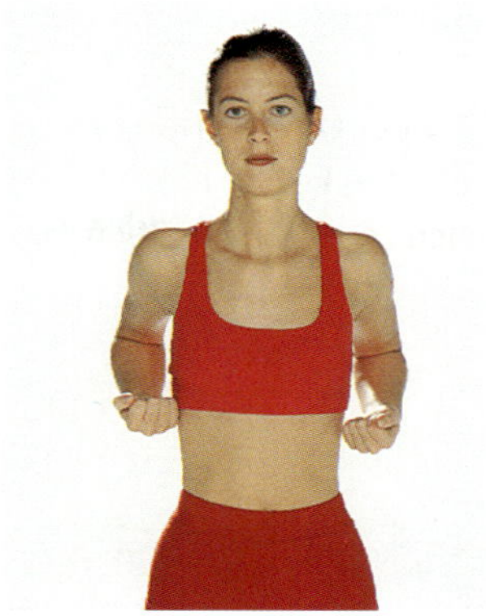

a) Im Stehen oder Sitzen Ellbogen anwinkeln und nach hinten oben möglichst weit zurückführen.

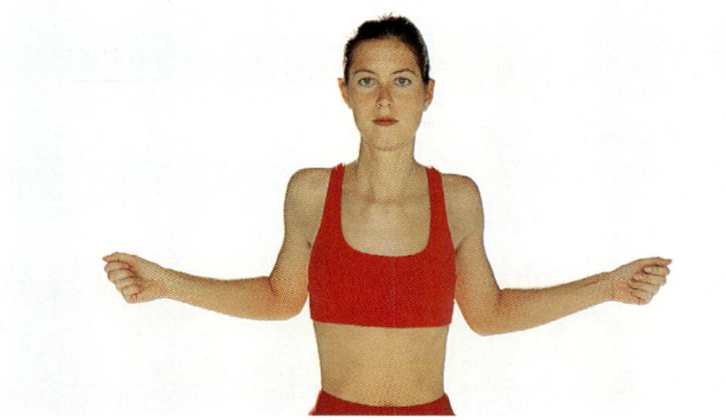

b) Oberarme ausdrehen.

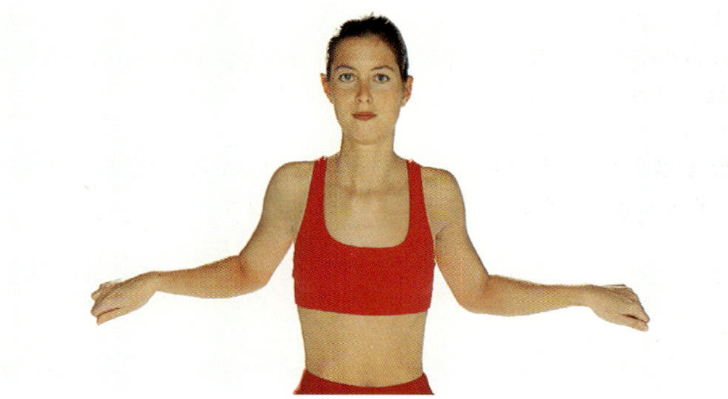

c) Unterarme eindrehen.

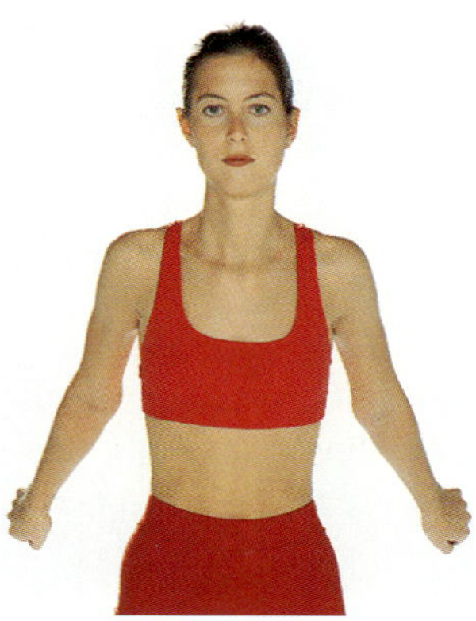

d) Ohne Lageveränderung der Ellbogengelenke Arme strecken.

4. Dehnungstest für die Streck- bzw. Außenseite der Unterarme.

Die **Streck- bzw. Außenseite der Unterarme** hat die Aufgabe, im Ellbogengelenk zu beugen und in den Hand- und Fingergelenken zu strecken und neigt zur Verkürzung.

Der folgende Test ist die wichtigste Übung zur Verhinderung und Behandlung des "Tennisarmes".

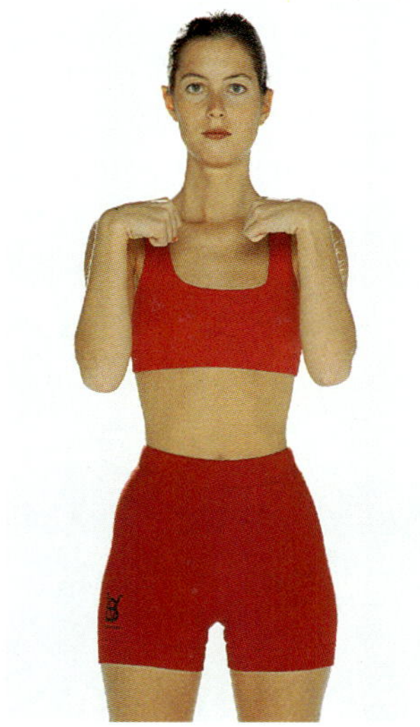

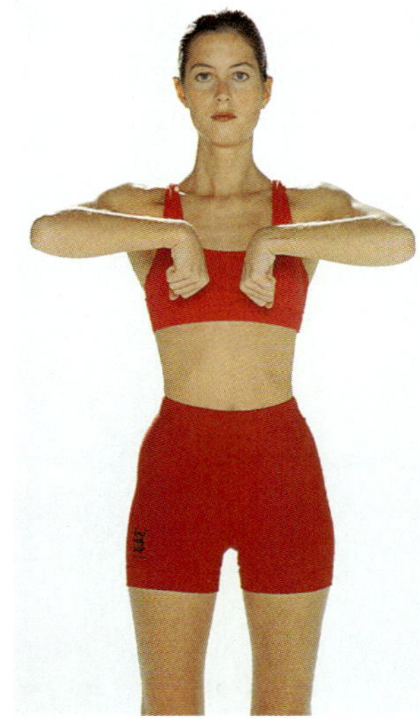

a) Im Stehen oder Sitzen Ellbogen- und Handgelenke gewinkelt; Faustschluß.

b) Oberarme im Schultergelenk eindrehen, sodaß Ellbogen angehoben werden.

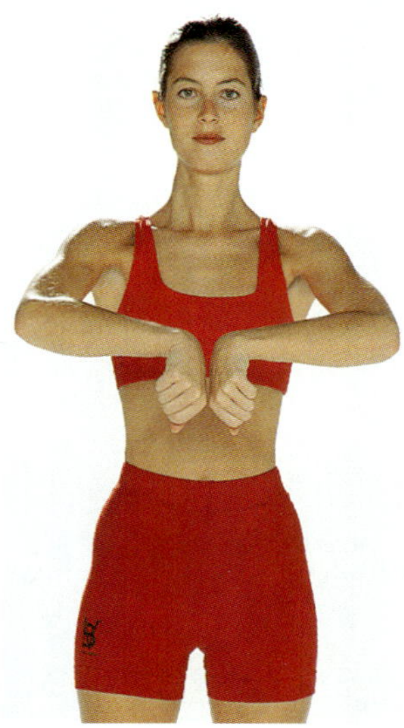

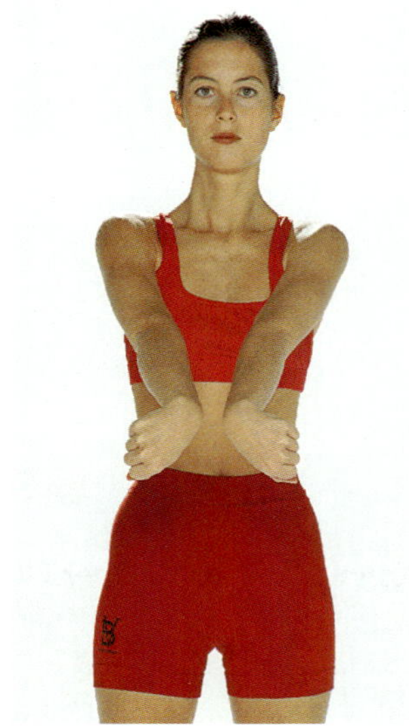

c) Unterarme eindrehen, sodaß die im Handgelenk angewinkelten Fäuste nach vorne zeigen.

d) Langsames Durchstrecken der Ellbogengelenke, wobei die Fäuste im Handgelenk gewinkelt bleiben.

Kann bei Streckung der Ellbogengelenke der Beugewinkel der Handgelenke nicht gehalten werden, liegt eine Verkürzung der Streck- bzw. der Außenseite des Unterarmes vor.

5. Dehnungstest für die Beuge- bzw. Innenseite der Unterarme.

Die **Beugeseite bzw. Innenseite der Unterarme** hat die Aufgabe, im Ellbogengelenk und in den Hand- und Fingergelenken zu beugen.

Kann bei Streckung der Ellbogengelenke der Beugewinkel der Handgelenke nicht gehalten werden, liegt eine Verkürzung der Beugeseite bzw. der Innenseite der Unterarme vor.

Der folgende Test ist die wichtigste Übung zur Verhinderung und Behandlung des "Werferarmes".

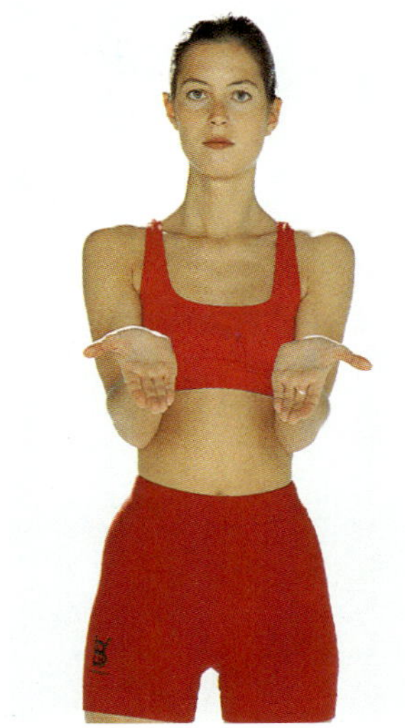

a) Im Stehen oder Sitzen Ellbogengelenk gewinkelt und Überstreckung der Handgelenke, sodaß Handflächen nach oben zeigen.

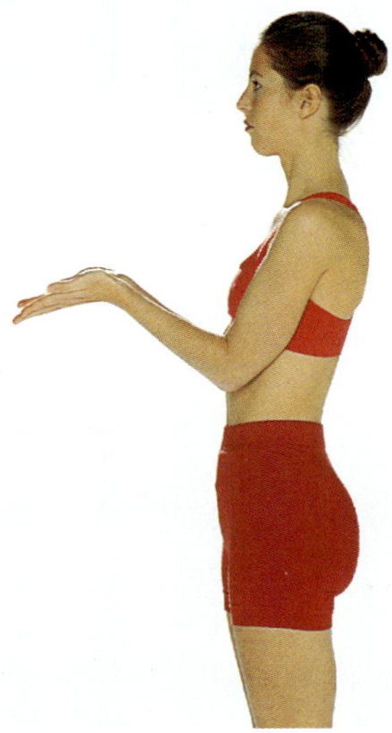

b) Unterarme ausdrehen bis sich Fingerspitzen berühren.

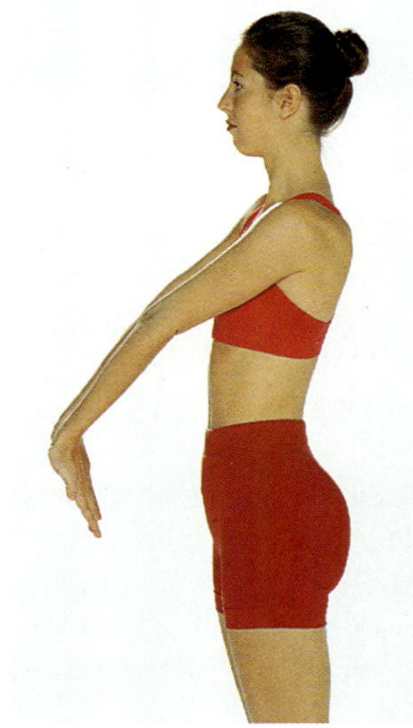

c) Ellbogengelenk strecken, Handgelenke überstrecken.

V. DKB - TRAINING

Natürliche Bewegungsmuster (richtige Koordination der Bewegung).

Nun gehen wir von den DKB - Prüfungen (Muskelfunktionsprüfungen), bei denen es darum ging, möglichst isoliert einzelne Muskelgruppen zu prüfen bzw. zu trainieren, über zu Bewegungen. Wir haben hier Übungen zusammengestellt, die Dehnung, Kraft und Automatisierung natürlicher Bewegungsmuster fördern. Sie müssen einerseits die Grundlage jedes Sportes sein und andererseits als Ausgleichstraining vom sportwissenschaftlichen und sportmedizinischen Standpunkt aus zur Bewegungsschulung in jedes Trainingsprogramm eingebaut werden. Sie dienen zur Verbesserung der Technik und damit zur Erhöhung der sportlichen Leistung sowie zum Schutz vor Schäden am Bewegungsapparat. Die Übungen sind auf einigen natürlichen Bewegungen aufgebaut wie z.B. Aufrichten aus der Rückenlage und Bauchlage in den Stand und umgekehrt sowie auf Gehen und Laufen. Die natürlichen Bewegungen des Rumpfes sind dafür die Voraussetzungen. Auch scheinbar komplizierte Bewegungen lassen sich in einfache Bewegungsmuster zerlegen, die das kleinste gemeinsame Vielfache jeder Bewegung darstellen. Einzelne Muskelgruppen sind nämlich über Reflexe so verbunden, daß sie Funktionssysteme bilden, deren Aktivierung eben solch ein Bewegungsmuster ergibt. Für den Trainer ist es fast unmöglich, solche Zusammenhänge aufzudecken, da der Sportler physikalisch gesehen als ein in sich geschlossenes System zu betrachten ist und daher ein außenstehender Beobachter wie der Trainer optischen Täuschungen erliegt. Auch minutiöse Analysen von Video- Bandaufzeichnungen in Superzeitlupe führen dabei nicht zum Ziel, obwohl Fachbücher und Lehrpläne darauf aufbauen.
Wenn ein Sportler eine Drehung oder einen Bogen ausführt wie z.B. ein Eisläufer, Schiläufer, Tennisspieler etc. und dabei seine Hand nach vorne streckt, ist die Richtung dieser Bewegung vom Sportler aus gesehen gerade, während sie für den Beobachter rund ist. Dieses einfache Beispiel zeigt, daß es problematisch ist, über Filme und Zeitlupenstudien die Technik von Bewegungen aufzuzeigen. Wir empfehlen daher den umgekehrten Weg, nämlich von einfachen, natürlichen Bewegungsmustern auszugehen und diese wie Bausteine zusammenzusetzen, um so eine Verbesserung der Technik zu erreichen.
Zu unnatürlichen Bewegungen führen nicht nur falsche Beobachtungen bzw. Fehlinterpretationen von an sich richtigen Vorbildern, sondern auch schlechtes Sportgerät oder andere Umweltfaktoren.
Auch dafür geben wir ein einfaches Beispiel aus dem täglichen Leben. Wenn man einen Gegenstand vom Boden aufhebt, muß man in leichter Grätsche ein Bein etwas vorsetzen und gleichzeitig in beide Knie gehen sowie den Rumpf vom Kopf beginnend von oben nach unten Wirbel für Wirbel beugen. Bei dieser natürlichen Rumpfvorbeuge würden einer Person Kugelschreiber oder Brillenetuis aus der Brusttasche, Augengläser von der Nase und dem Bergsteiger der Rucksack auf den Kopf fallen. Um dies zu vermeiden, bücken sich die Leute unnatürlich, nämlich mit gestrecktem Rücken bzw. Hohlkreuz. Damit wird ein falsches Bewegungsmuster eingelernt, welches das natürliche verdrängt, sodaß jede Rumpfvorbeuge falsch ausgeführt wird. Es geht also um dieses kleinste gemeinsame Vielfache jeder natürlichen Bewegung, denn nur wenn man die Bausteine beherrscht, kann man mit möglichst geringem Energieaufwand unter größtmöglicher Schonung seines Bewegungsapparates qualitativ hochwertige Bewegungen produzieren. Die wichtigsten Prinzipien, auf die man seine Aufmerksamkeit richten muß, sind folgende:
Die Wirbelsäule bildet mit ihrer Muskulatur eine zentrale Funktionseinheit. Sie ist die Achse des menschlichen Körpers, kann selbst Bewegungen ausführen, vermittelt zwischen Bewegungen der Extremitäten und ist mit ihren Stellreflexen auch ein wichtiges Gleichgewichtsorgan, sodaß sie in die Bewegung jedes Körperteiles immer miteinbezogen wird. Jede Stellungsänderung irgend eines Abschnittes der Wirbelsäule führt über Reflexe unmittelbar zu Ausgleichsbewegungen und muskulären Spannungsveränderungen in allen anderen Abschnitten. Ein dafür berühmtes und oft

beschriebenes Beispiel sind Kopfschmerzen bei Beinlängendifferenz. Durch ein kürzeres Bein steht das Becken schief, wodurch es zu einer seitlichen Krümmung der Lendenwirbelsäule (Skoliose) kommt, welche durch ihre Geringfügigkeit unbemerkt bleiben kann, aber durch die Ausgleichsbewegungen und muskulären Spannungsveränderungen im Bereich der Halswirbelsäule Kopfschmerzen auslösen kann.
Daher steht im DKB-Training die Wirbelsäule im Vordergrund. Alle Bewegungen werden ausgehend von der Wirbelsäule beschrieben.

Arme und Beine sind Verstärker oder Hemmer der Wirbelsäulenbewegung.
Die Wirbelsäule ist mit einem Stahlband, wie es oft Maßbänder sind, vergleichbar. Dieses läßt sich in eine Richtung biegen, doch wenn es sich dabei gleichzeitig verwindet, knickt es an einer Stelle. Damit das an der Wirbelsäule nicht passiert, und damit nicht Überlastungen an bestimmten Wirbelsäulenabschnitten auftreten, laufen die natürlichen Rumpfbewegungen nach ganz bestimmten Gesetzmäßigkeiten ab, die man beachten und unter Umständen wieder neu erlernen muß.

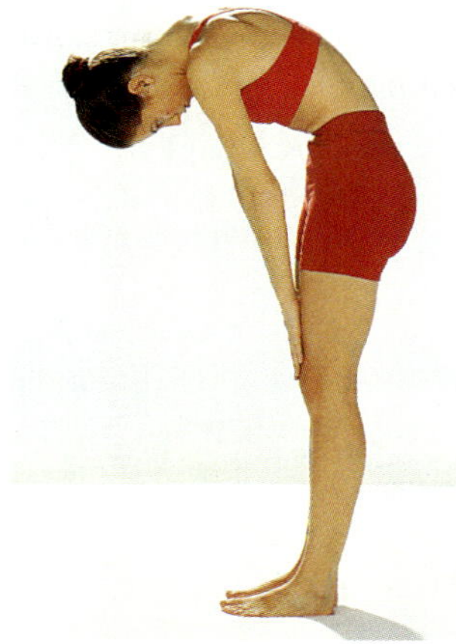

Die **Rumpfvorbeuge** wird mit dem Kopf eingeleitet und läuft Wirbel für Wirbel von oben nach unten, wobei der größte Bewegungsausschlag in der Lendenwirbelsäule erfolgt (Lordose → Kyphose).

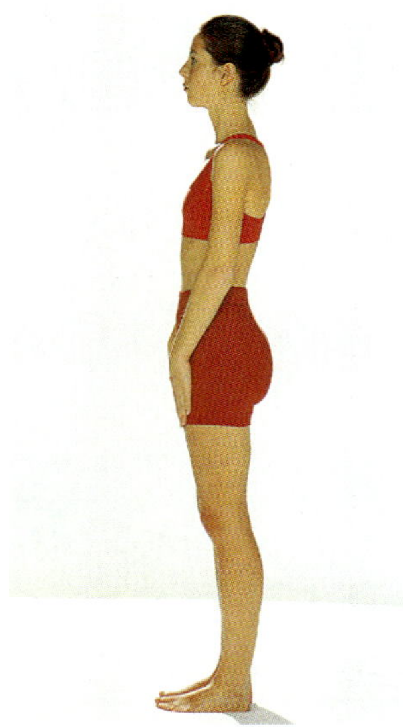

Die **Rumpfrückbeuge** läuft umgekehrt Wirbel für Wirbel von unten nach oben, wobei aus Rundung der Lendenwirbelsäule (Kyphose) eine Höhlung (Lordose) entsteht.

Die **Rumpfdrehung** aus der Normalstellung läuft Wirbel für Wirbel von unten nach oben, wobei der größte Bewegungsausschlag in der Brustwirbelsäule erfolgt.

Die **Rumpfdrehung in die Normalstellung** läuft umgekehrt Wirbel für Wirbel zurück von oben nach unten.

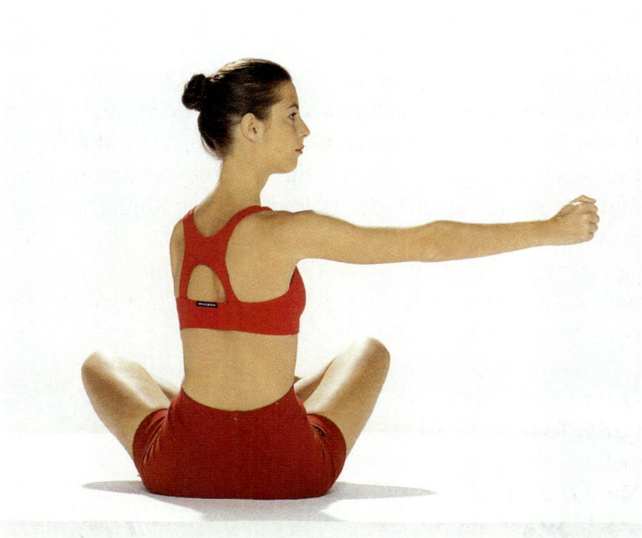

Die **Rumpfseitneigung** ist immer mit gleichzeitiger Drehung und Beugung verbunden, sodaß sich hier nicht eindeutig die Richtung des Bewegungsablaufes innerhalb der Wirbelsäule festlegen läßt. Rumpfseitneigungen sind daher im Alltag und Sport ein technischer Fehler. Sie werden reflektorisch als Balance- und Ausgleichsbewegungen ausgeführt, sind jedoch nicht Bestandteil des bewußt eingelernten Bewegungsprogrammes.
So besteht z.B. beim Schirennlauf die Technik aus Beugestreck- und Drehbewegungen. Die Seitneigung kommt als reflektorische Balancebewegung vor, wird aber nicht bewußt trainiert. Ebenso verhält es sich beim Tennis, wo Seitneigungen nur als Ausgleichsbewegungen beim Verspringen des Balles und nicht als Bestandteil der Schlagtechnik vorkommen.
Die Bewegungen der Extremitäten sind in natürlichen Bewegungsmustern Verstärker der Rumpfbewegung.

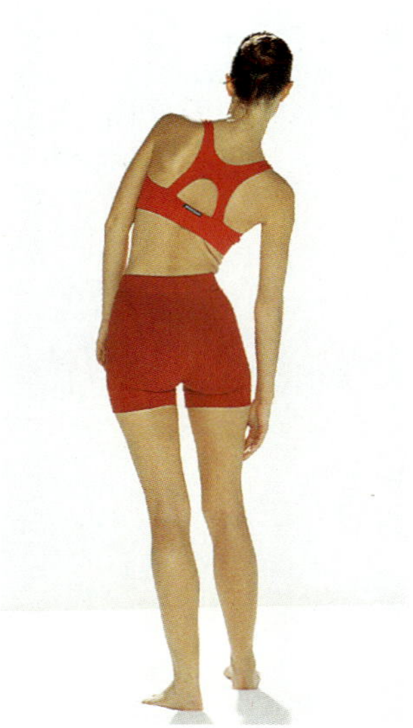

Die wichtigsten Bewegungsketten sind folgende:

1. Bei Rumpfvorbeuge
Aktivierung der Bauchmuskulatur, die Beugung der Beine, Streckung der Sprunggelenke.

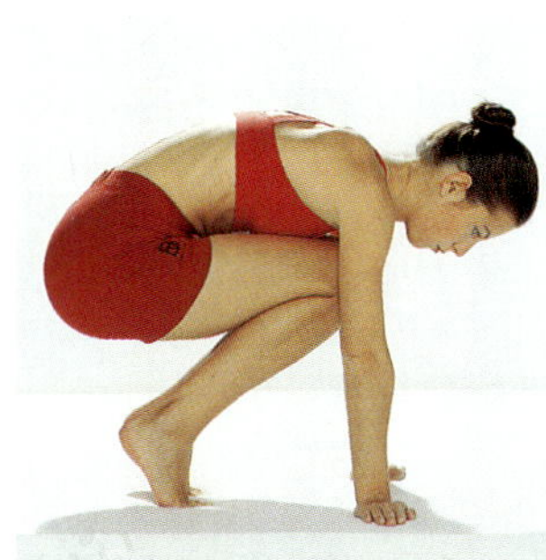

Maximale Rumpfvorbeuge im Stehen.

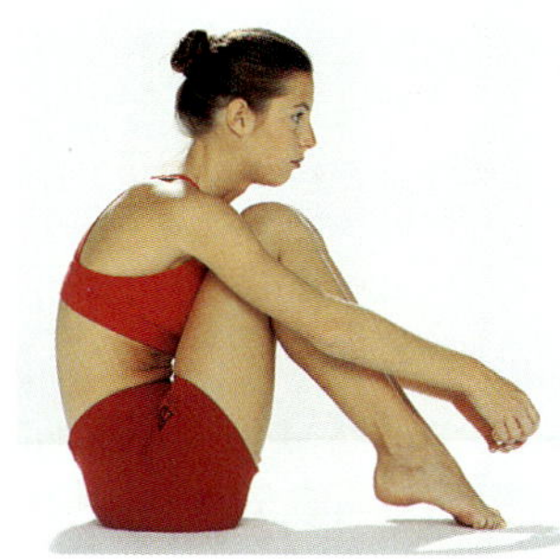

Maximale Rumpfvorbeuge im Sitzen.

2. Bei Rumpfrückbeuge
Aktivierung der Gesäßmuskulatur, die Streckung der Beine, Beugung der Sprunggelenke.

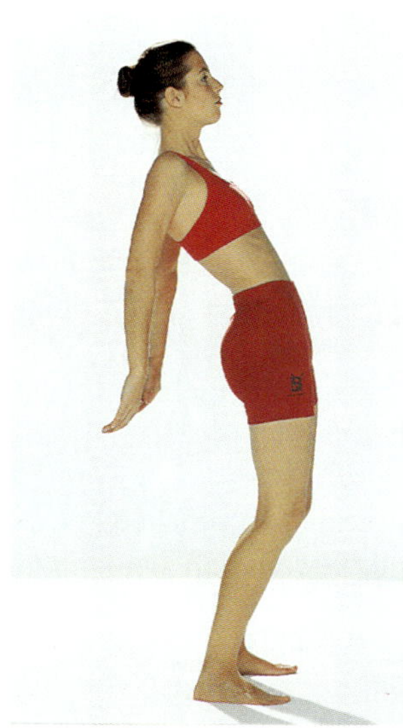

Maximale Rumpfrückbeuge im Stehen.

3. Bei Rumpfvorbeuge mit Rumpfdrehung

erfolgt mit der Aktivierung der schrägen Bauchmuskulatur die Drehung zum stärker beugenden Bein.

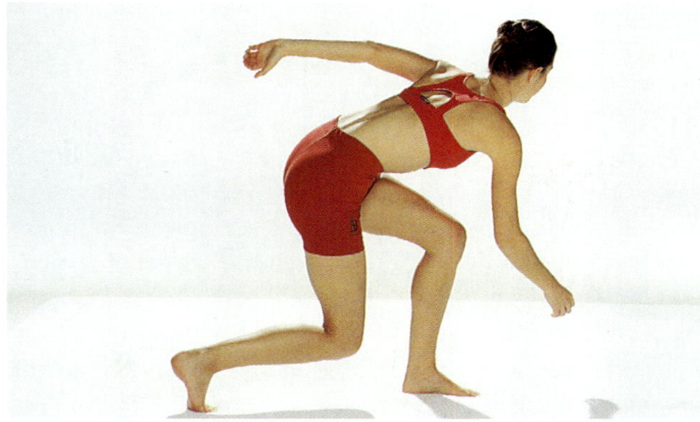

Rumpfvorbeuge mit Drehung zum gegenüberliegenden Bein.

4. Bei Rumpfdrehung aus der Normalstellung

z.B. nach links beginnt die Bewegung mit Aktivierung des rechten Beines, läuft Wirbel für Wirbel von unten nach oben und endet mit Aktivierung des linken Armes.

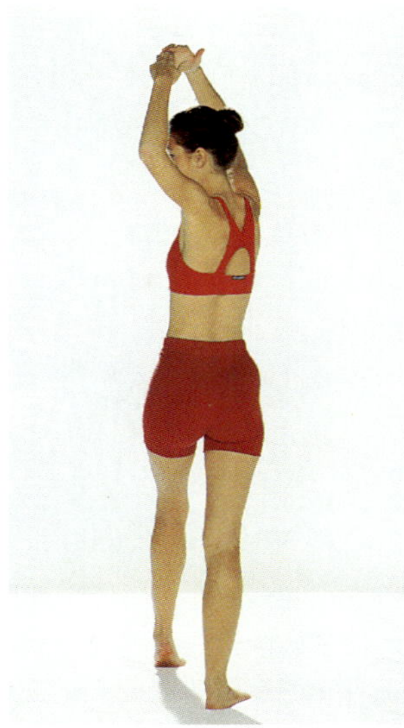

Rumpfdrehung im Stand, Arm in Hochhalte.

Natürliche Armbewegung:

Bei natürlichen Armbewegungen ist der Bewegung des Schulterblattes und des Daumens bzw. deren Stellung große Aufmerksamkeit beizumessen. Sind die Arme nach unten gerichtet, ist der Daumen innen. Beim Heben der Arme wird der Daumen in Schulterhöhe nach oben und in Kopfhöhe nach hinten gedreht. Bei dieser Bewegung ist darauf zu achten, daß das Schulterblatt nicht gehoben, sondern nur die Schulterblattspitze nach außen gedreht wird, sodaß die Gelenksflächen der Schulter (Pfanne und Kopf) optimal zueinander eingestellt bleiben. Erst nach erfolgter Drehung des Schulterblattes darf dieses, wenn nötig, wie beim Aufschlag des Tennisspielers zur Erhöhung des Bewegungsumfanges angehoben werden. Folgende Haltungsübung soll helfen, diese Bewegung richtig einzulernen. Sie wird in Bauchlage ausgeführt, damit sich der Sportler selbst kontrollieren kann.

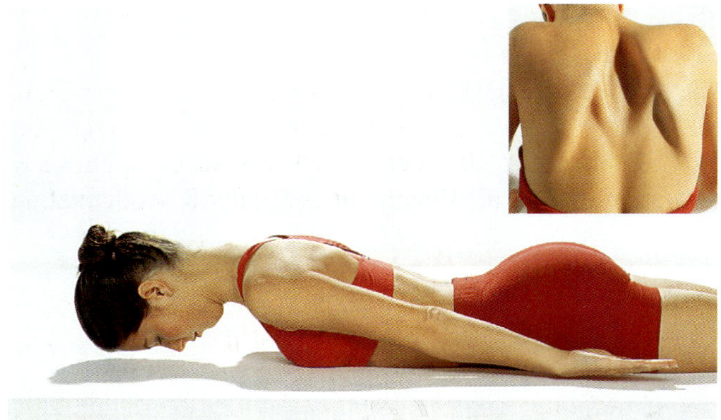

Bauchlage, Stirn ca. 1 cm vom Boden abgehoben, Schulterblätter nach unten drücken, Daumen an Oberschenkel, Arme ca. 1 cm über Boden. Daumen innen, wenn Arme nach unten zeigen.

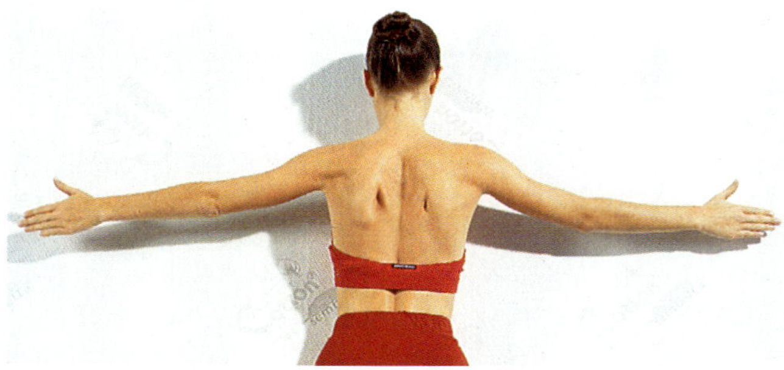

Bauchlage, Schulterblätter nach unten drücken, Arme knapp über den Boden nach oben führen und dabei Daumen nach oben drehen. Daumen oben, wenn Arme in Schulterhöhe sind.

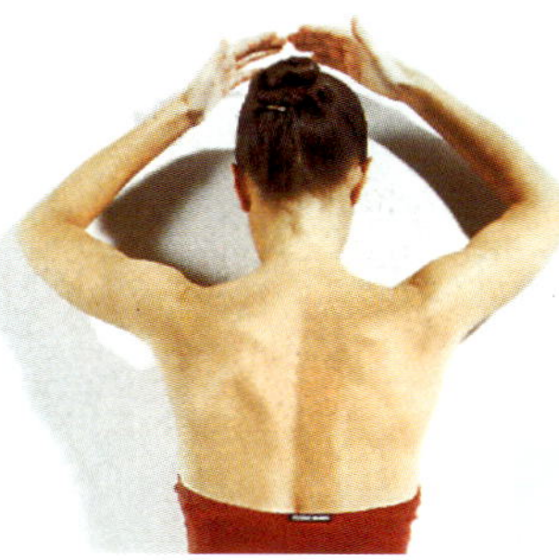

Bauchlage, Schulterblätter nach unten drücken, Arme weiter knapp über den Boden nach oben führen, dabei Daumen nach hinten drehen. Daumen hinten, wenn Arme über dem Kopf sind.

DKB-Übungen

Die nun folgenden Übungen gehen von den einzelnen DKB-Tests aus. Je nachdem, was bei den einzelnen Übungen im Vordergrund steht - **D = Dehnung, K = Kräftigung** oder **B = Bewegung** - wird die Übung mit **D**, **K**, oder **B** bezeichnet.

Bei **Dehnungen** ist es meist nicht möglich, diese im natürlichen Bewegungsmuster auszuführen, da wir zu Muskeldehnungen extreme Gelenksstellungen bzw. Entfernung von Ursprung und Ansatz der zu dehnenden Muskeln brauchen. Es wurde aber sehr darauf geachtet, daß trotzdem bei diesen Übungen keine Gelenke oder Bänder überbeansprucht werden. Daher ist es nicht nötig, für die angeführten Dehnungsübungen aufgewärmt zu sein.

Bei **Kräftigungen** ist es unbedingt nötig im natürlichen Bewegungsmuster zu bleiben, sodaß die Übungen mit **K** und **B** bezeichnet werden können.

Bei den **Bewegungen** muß man auf die genaue Ausführung achten, da es hier vor allem um das richtige Erlernen natürlicher Bewegungsmuster geht
Haben Sie bei den DKB-Tests Muskelverkürzungen oder Abschwächungen festgestellt, so muß mit gezielten Übungen solange trainiert werden, bis Sie die Tests einwandfrei beherrschen.

Die Erfahrung hat gezeigt, daß bei Verkürzungen durch intensives Training innerhalb von drei Wochen die Dehnung erreicht werden kann. Bei Abschwächungen hängt die Normalisierung der Kraft vom Trainingszustand ab.

D - Übungen

Wir unterscheiden:

a) Therapeutisches Dehnen:
Es dient zur Behandlung der durch DKB - Tests festgestellten Muskelverkürzungen. Die Extremstellung wird mindestens 30 Sekunden gehalten. Sehr wesentlich ist dabei das kontinuierliche Atemfließen.

b) Prophylaktisches Dehnen:
Es dient zur Erhaltung der normalen Muskelfunktion. Die Extremstellung muß dabei mindestens 10 Sekunden gehalten werden.

c) Vorbereitendes Dehnen:
Es dient zur unmittelbaren Vorbereitung auf körperliche Belastungen und erfordert eine mindestens 5 Sekunden dauernde Extremstellung pro Übung. Die Dehnung soll einerseits zur Behandlung von Muskelverkürzungen mit entsprechenden Beschwerden an Sehnenansätzen und andererseits zur Behandlung und Verhinderung von Arthrosen sowie zur Optimierung der Muskelfunktion für die Belastungen des Alltags eingesetzt werden. Bei Sportausübung muß vor und nach jeder körperlichen Belastung gedehnt werden.

Die Gelenke werden in Ruhe in Mittelstellung gehalten. Dadurch verkürzt sich die Muskulatur, sodaß sie für körperliche Belastungen gedehnt werden muß. Mit Erreichung des normalen Bewegungsumfanges öffnen sich die in die Muskulatur hineinführenden Gefäße.

Dehnung fördert Muskeldurchblutung!

Ausdruck der Muskelermüdung ist die Verhärtung der Muskulatur. Als Ausgleich dazu soll daher auch nach jeder körperlichen Belastung die Entspannung durch Dehnung gefördert werden.

K - Übungen

Zur gezielten Aktivierung bestimmter Muskelgruppen dienen die von uns angegebenen Kraftübungen. Wir empfehlen, diese Übungen anfangs langsam und exakt auszuführen, um die gewünschten Muskeln zu tonisieren. Danach sollen diese Übungen auch in schnelleren Wiederholungen ausgeführt werden.

Der Sinn der von uns angegebenen Kraftübungen liegt in der Verbesserung der Bewegungstechnik über den Einbau bestimmter Muskelgruppen in die gespeicherten Bewegungsmuster. Die Aktivierung abgeschwächter Muskulatur korrigiert falsch eingelernte Bewegungen und dient daher zur Behandlung und Vermeidung von Überlastungssyndromen.

B - Übungen

Bewegungsübungen unterstützen die Verbesserung der Bewegungstechnik durch gezielte Bewegungsschulung. Auch bei diesen Übungen ist ein Effekt nur durch exakte Ausführung zu erreichen.

B - Übungen sind auch **Testbewegungen.** Ihr Erlernen bedeutet eine Korrektur unnatürlicher Bewegungsmuster.

B steht daher nicht nur für Bewegung, sondern auch für Bedeutung.

Die optimale Vorbereitung auf Sport:

1. Dehnung der wichtigsten Muskelgruppen (ca.20 Minuten).
2. Aufbau eines Muskeltonus und Aktivierung des Herz-Kreislaufsystems, Warmlaufen, Reaktionsgymnastik mit Nachfedern und ev. Wippen (ca. 5 Minuten).
3. Sportspezifische Bewegungs - und Koordinationsübungen (ca. 5 Minuten).

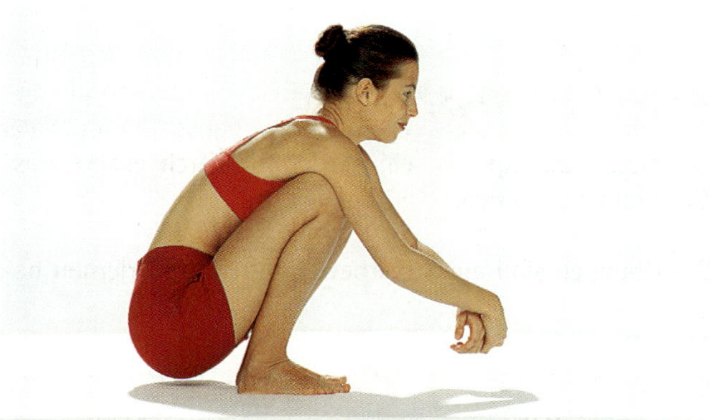

D - Übungen

1.

D: Kniebeuge, Füße parallel, Fersen behalten Bodenkontakt.

D: Waden.

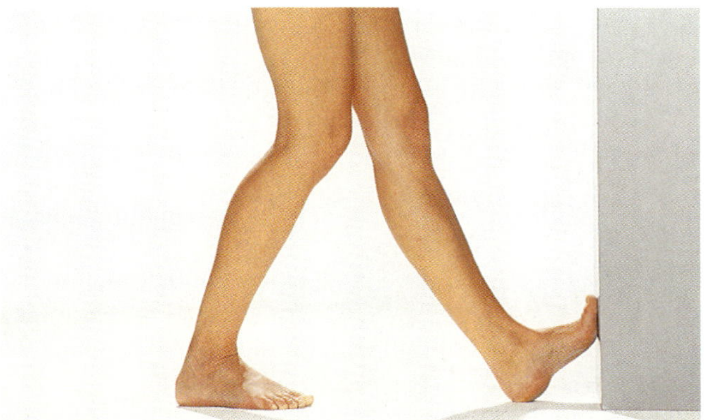

2.

D: Im Stand, Vorfuß an Wand abstützen, Knie gestreckt, Sprunggelenk gebeugt, Ferse am Boden und Vorschieben des Körpers.

D: Wade.

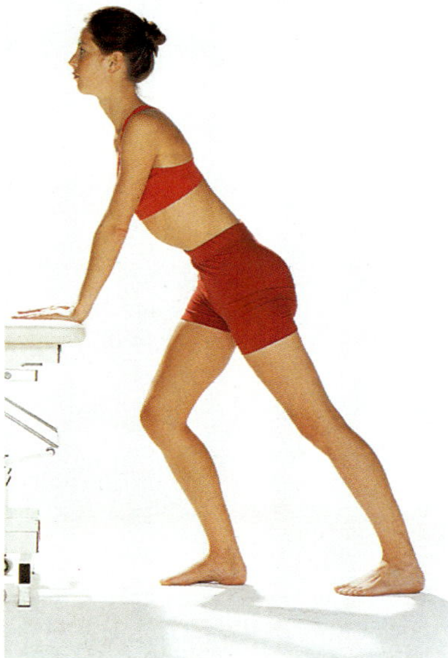

3.
D: Weite Schrittstellung mit Abstützen der Hände an Wand, Tisch oder Sessel bei gestrecktem Kniegelenk des linken Beines, Ferse langsam auf Boden drücken. Durch Vorschieben des Beckens wird die Dehnung verstärkt.
D: Wadenmuskulatur links - obere Anteile.

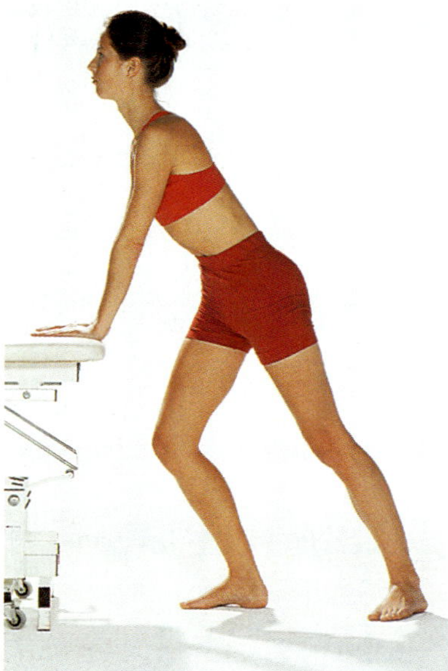

4.
D: Ausgangsposition wie Übung 3, durch Eindrehen des linken Beines Dehnung der Innenseite der linken Wade; durch Ausdrehen Dehnung der Außenseite der linken Wade.
D: Innen- und Außenseite linke Wade.

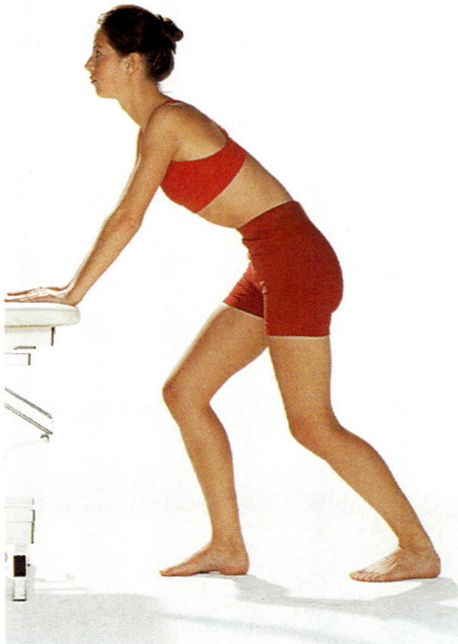

5.
D: Ausgangsposition wie Übung 3, langsames Beugen des linken Kniegelenkes.
D: Wadenmuskulatur untere Anteile.

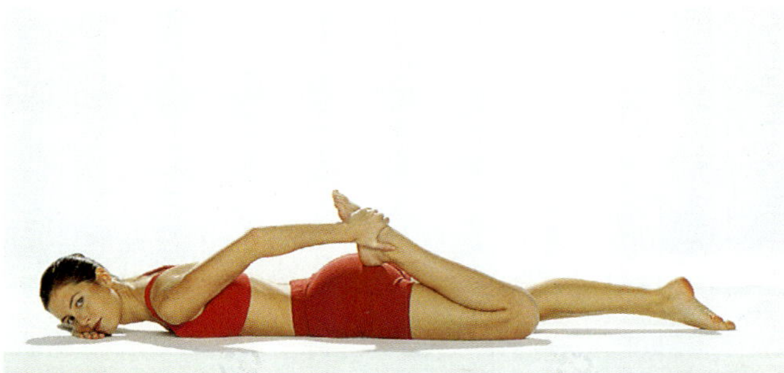

6.
D: Bauchlage, Hand umfaßt den gleichnamigen Fuß und zieht Ferse langsam Richtung Gesäß, Becken behält Bodenkontakt.
D: Vorderseite der Oberschenkel.

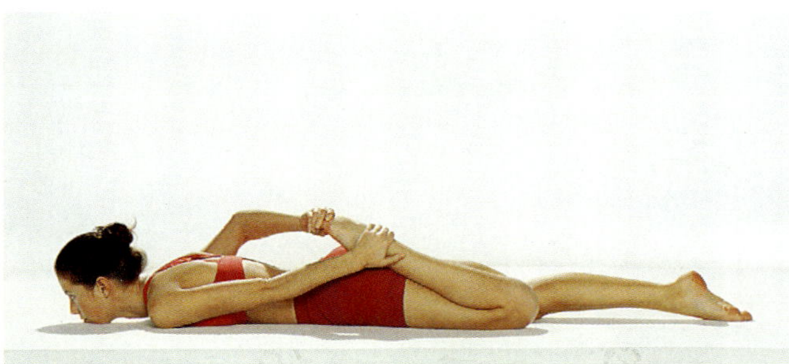

7.
D: Bauchlage, zweite Hand umfaßt die Zehen und durch Zug in Richtung Gesäß erfolgt die Dehnung der Vorderseite des linken Unterschenkels.
D: Vorderseite des linken Oberschenkels und Vorderseite des linken Unterschenkels bzw. Schienbeinmuskulatur.

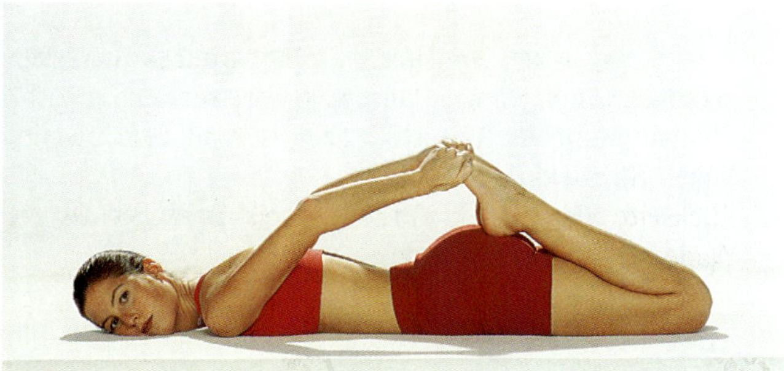

8.
D: Bauchlage, Hände umfassen die Füße und führen diese in Richtung Gesäß, Becken behält Bodenkontakt.
D: Vorderseite der Unter- und Oberschenkel.

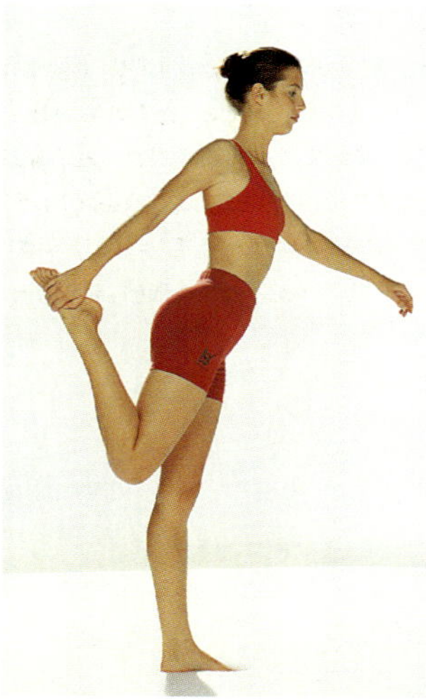

9.
D: Stand auf einem Bein, eventuell mit linker Hand Abstützung an Tisch oder an Wand, rechter gestreckter Arm erfaßt rechten Fußrücken. Zuerst erfolgt die völlige Streckung im Hüftgelenk. Dann wird durch Zug die Beugung im Kniegelenk verstärkt.
D: Hüftgelenksbeuger, Vorderseite der Oberschenkel.

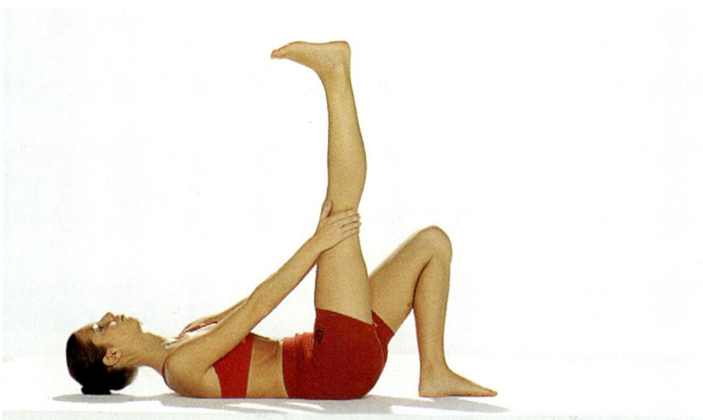

10.
D: Rückenlage, linkes Bein angewinkelt, beide Hände umfassen rechtes , im Knie gestrecktes, im Sprunggelenk gebeugtes Bein und ziehen dieses zum Oberkörper bis zu einem Winkel von 90°.
D: Rückseite des Oberschenkels und der Wade.

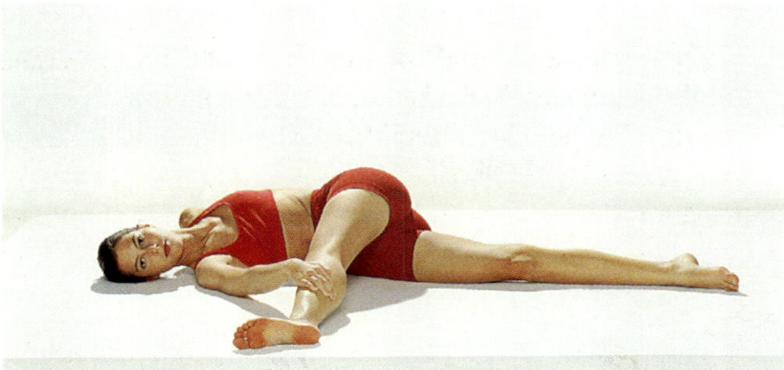

11.

D: Seitenlage, linkes Bein im Hüftgelenk gebeugt, rechte Hand erfaßt den linken Unterschenkel, hierauf langsame Streckung im linken Kniegelenk und Beugung im linken Hüftgelenk.

D: Rückseite des linken Oberschenkels und der linken Wade.

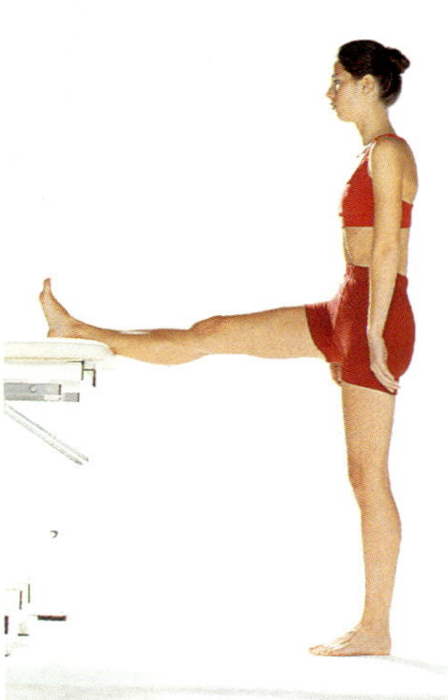

12.

D: Aus dem Stand im Knie gestrecktes, im Sprunggelenk gebeugtes Bein auf Tisch oder Sessel legen. Die Streckung im Kniegelenk kann durch Druck der Hände verstärkt werden. Durch Eindrehen des Standbeines Dehnung der äußeren, durch Ausdrehen Dehnung der inneren Anteile der Rückseite des rechten Oberschenkels.

D: Rückseite des Oberschenkels.

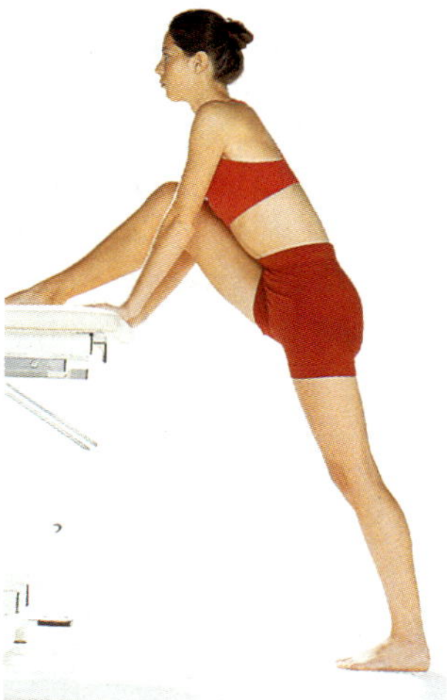

13.
D: Ausgangsposition wie Übung 12, mit eingedrehtem Standbein durch Beugung des rechten Kniegelenkes und Überstreckung der linken Hüfte Dehnung des Hüftgelenksbeugers.
D: Dehnung des Hüftgelenksbeugers.

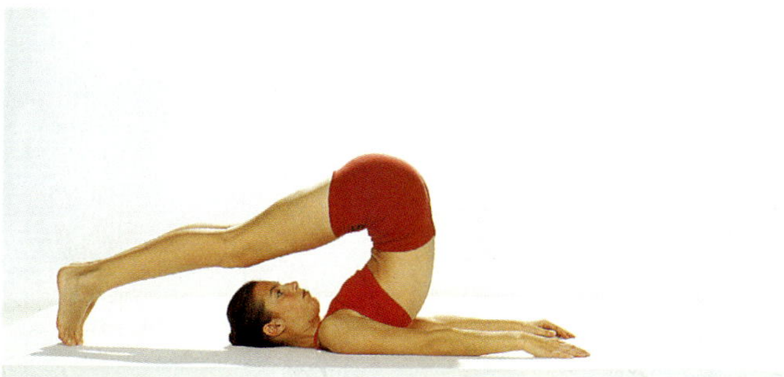

14.
D: In Rückenlage, Beine über Kopf strecken.
D: Dehnung der Rückenstrecker, Rückseite der Oberschenkel.

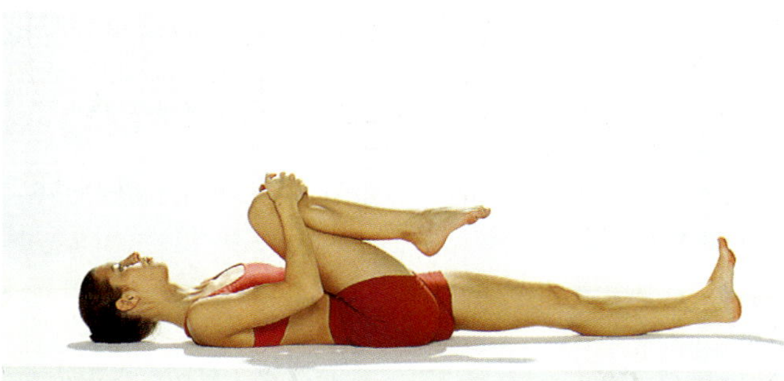

15.
D: Rückenlage, rechtes gebeugtes Knie mit beiden Händen zur Brust ziehen bis Lendenwirbelsäule auf Boden aufliegt. Dadurch erfolgt Überstreckung des linken Hüftgelenkes.
D: Hüftgelenksbeuger links.

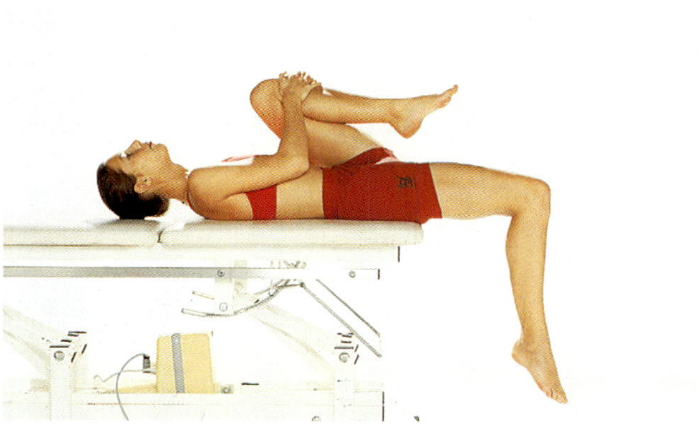

16.
D: Rückenlage auf Tisch, ein Bein wird durch Zug am Knie solange in Richtung Brust gezogen bis Lendenwirbelsäule flach auf der Unterlage liegt. Das andere Bein entspannt, im Knie gebeugt, herabhängen lassen.
D: Durch das eigene Gewicht des herabhängenden Beines Dehnung der Hüftgelenksbeuger und der Vorderseite des Oberschenkels. Ein Partner kann durch vorsichtigen Zug am herabhängenden Fuß nach unten die Dehnung verstärken.

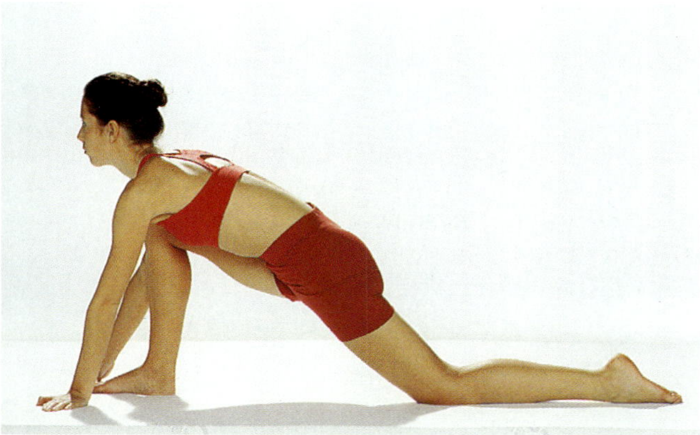

17.
D: Ausfallschritt in tiefer Hocke, leichter Rundrücken.
D: Hüftgelenksbeuger.

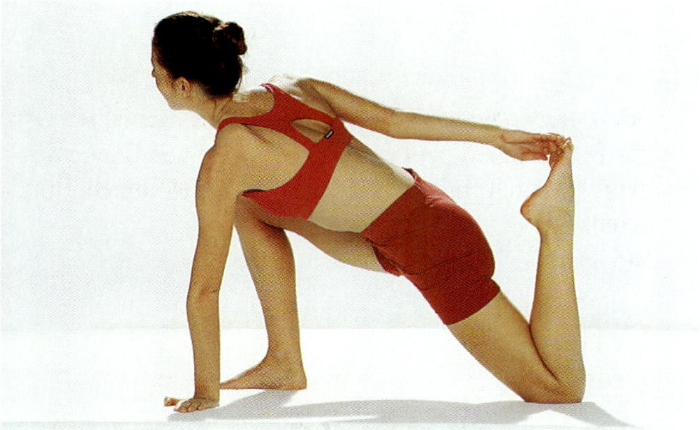

18.
D: Ausgangsposition wie Übung 17; rechte Hand umfaßt linken Fuß, durch Vorschieben des Beckens wird die Dehnung des linken Hüftgelenksbeugers verstärkt, durch Zug am Fuß wird die Dehnung der Vorderseite des linken Oberschenkels verstärkt.
D: Linker Hüftgelenksbeuger, linke Vorderseite des Oberschenkels.

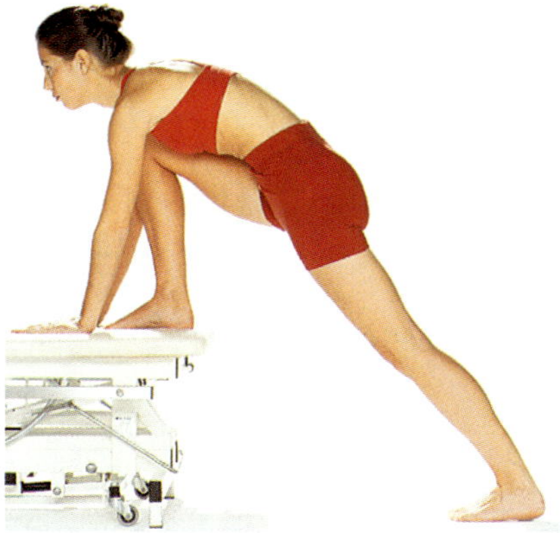

19.
D: Im Stehen rechtes Bein auf Sessel, Abstützung mit Händen auf Sessel. Durch Vorschieben des Beckens Überstreckung im linken Hüftgelenk.
D: Linker Hüftgelenksbeuger.

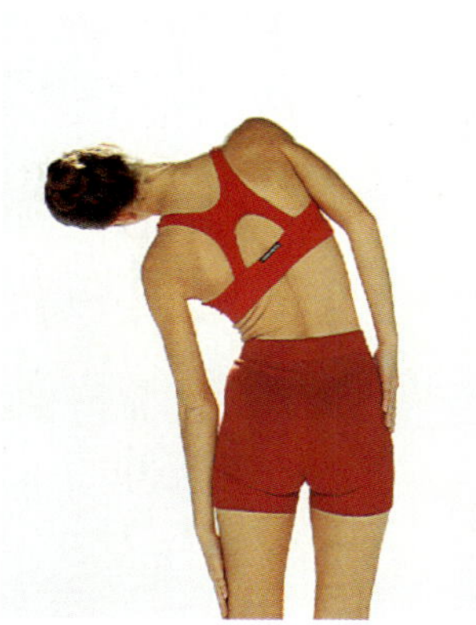

20.
D: Aus dem Stand Seitneigen des Rumpfes und Kopfes.
D: Lendenmuskeln, obere Fixatoren des Schultergürtels.

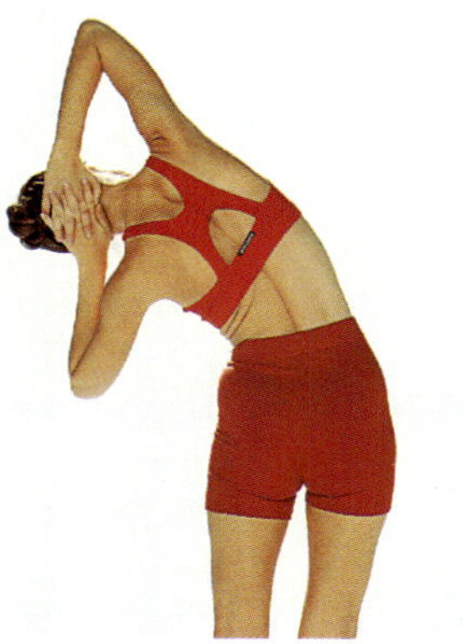

21.
D: Im Stehen Gesäßbacken fest zusammenpressen, Hände hinter dem Kopf verschränken, langsames Seitneigen des Rumpfes.
D: Lendenmuskulatur und lange Rückenstrecker.

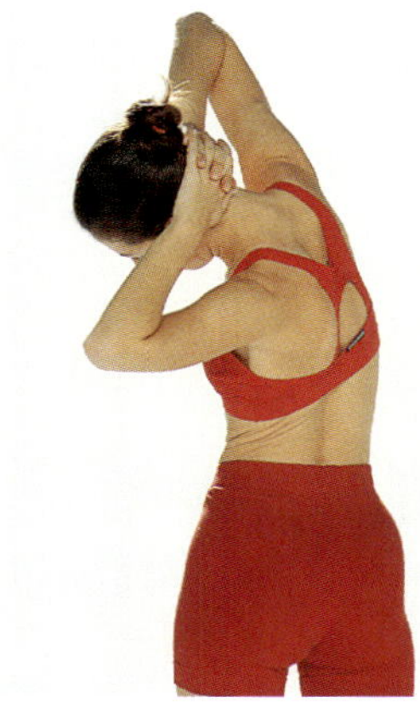

22.

D: Ausgangsposition wie Übung 21; im Stehen Gesäßbacken fest zusammendrücken, Hände hinter dem Kopf verschränken, Rumpf links drehen, links seitneigen.

D: Lendenmuskulatur, langer Rückenstrecker.

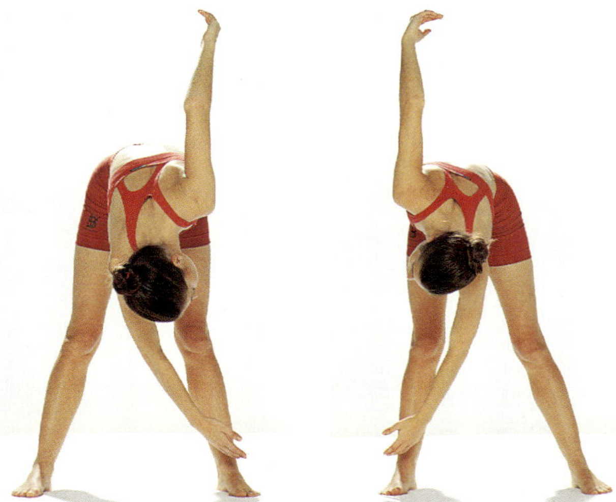

23.

D: Grätschstellung, Rumpfvorbeuge, im Wechsel rechte Hand zum linken Fuß, linke Hand zum rechten Fuß.

D: Rückenstrecker, Rückseite der Oberschenkel und der Waden.

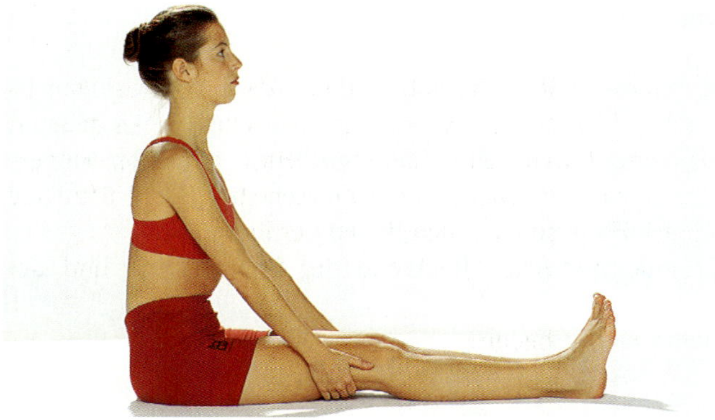

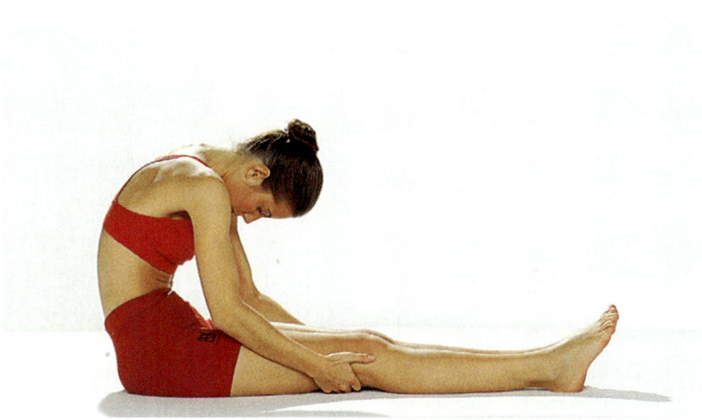

24.

D: Langsitz, Rumpfvorbeuge.

D: Rückenstrecker, Rückseite der Oberschenkel und der Waden.

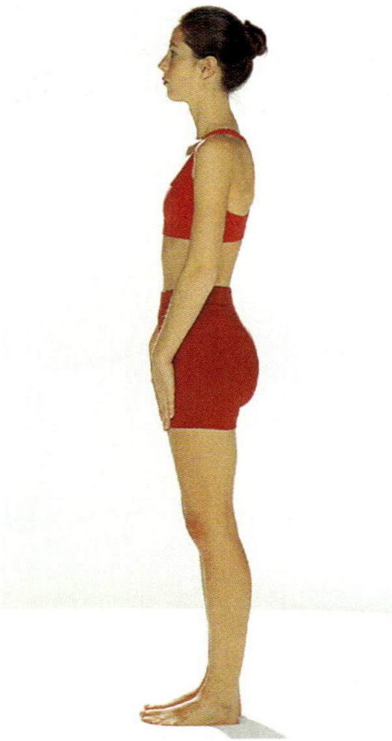

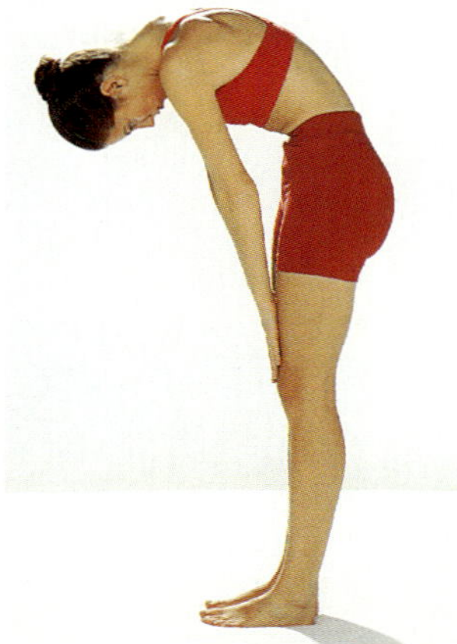

25.

D + B:
Aus dem Stand Rumpfvorbeuge, wobei vom Kopf beginnend Wirbel für Wirbel von oben nach unten gebeugt wird. Durch reine Rumpfvorbeuge erreichen Fingerspitzen den Oberrand der Kniescheibe, dann Hüftbeuge bis Fingerspitzen den Boden berühren.

D: Rückenstrecker, Rückseite der Oberschenkel und der Waden.

B: Rumpfvorbeuge.

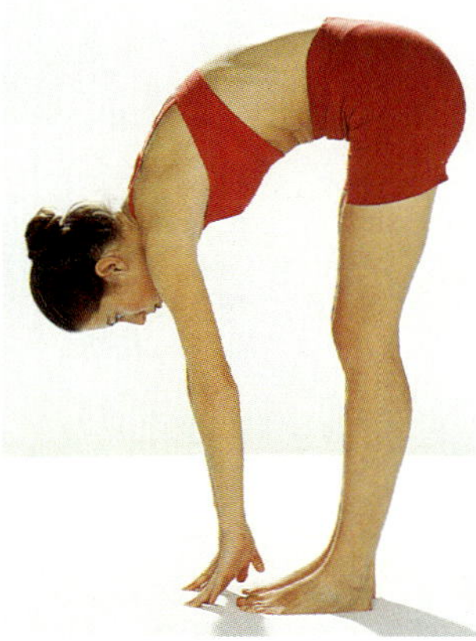

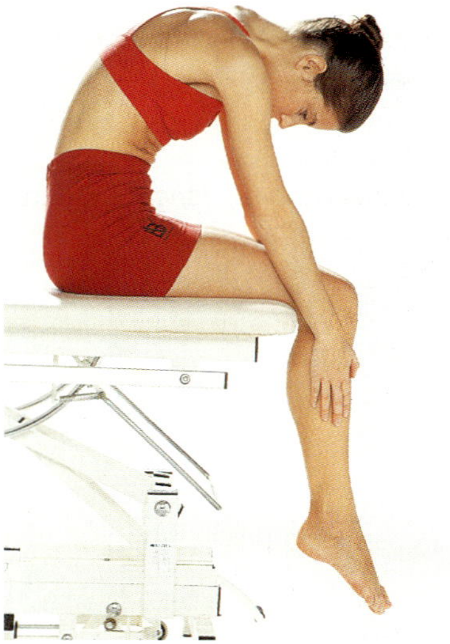

26.

D: Im Sitzen Rumpfvorbeuge, wobei Becken nicht gekippt werden darf.

D: Rückenstrecker.

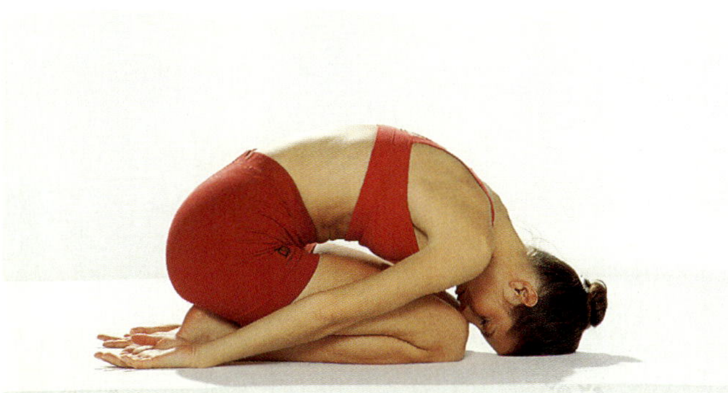

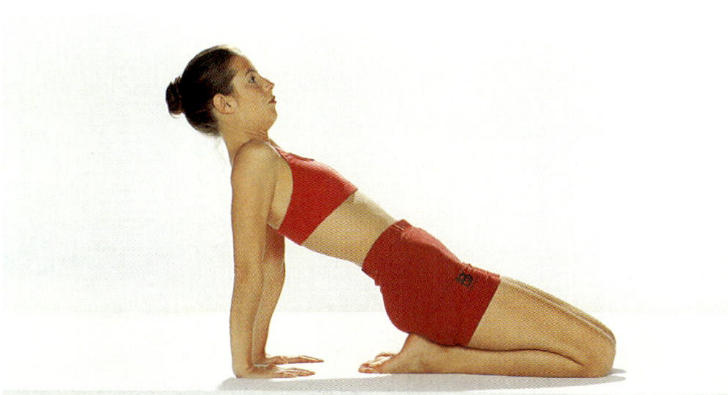

27.

D + B:

Fersensitz, Stirn berührt den Boden. Aufrichten durch Rumpfrückbeuge, Wirbel für Wirbel von unten nach oben.

D: Rückenstrecker, Vorderseite der Oberschenkel und Hüftgelenksbeuger.

B: Rumpfvorbeuge ↔ Rumpfrückbeuge (Kyphose ↔ Lordose)

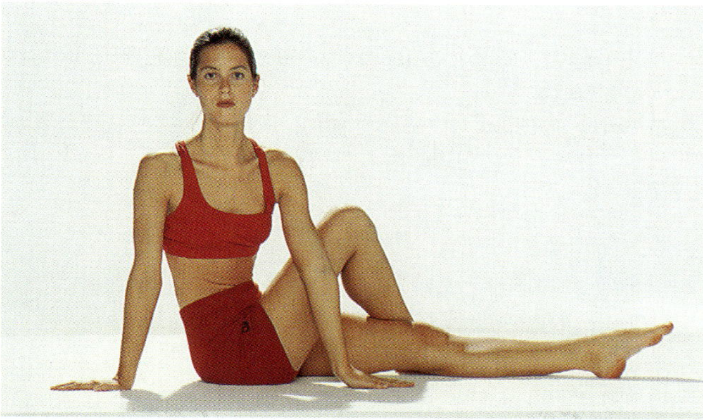

28.

D: Im Sitzen wird rechtes gebeugtes Bein über das linke gestreckte gestellt, die linke Hand wird vor den rechten Oberschenkel gelegt, die rechte Hand wird seitlich neben dem Oberkörper aufgelegt.

D: Lendenmuskulatur, Beckenmuskulatur, lange Rückenstrecker.

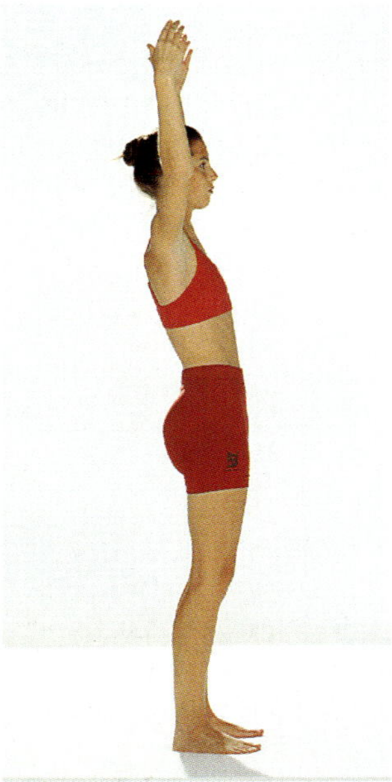

29.

D: Im Stand Hände über Kopf, Daumen zeigen nach hinten, Arme zurückführen.

D: Untere Anteile der vorderen Fixatoren des Schultergürtels.

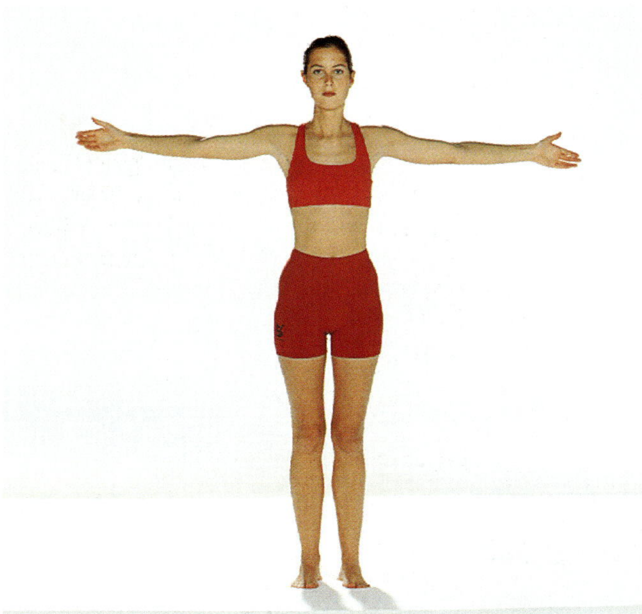

30.

D: Im Stand Arme seitlich, Daumen zeigt nach oben, Arme zurückführen.

D: Obere Anteile der vorderen Fixatoren des Schultergürtels.

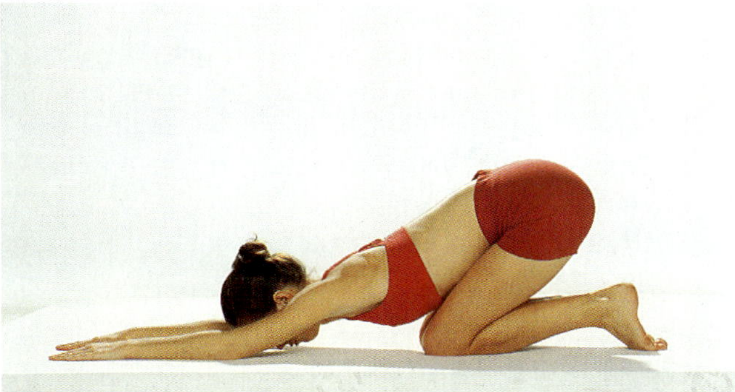

31.

D: Im Stehen oder Knien nach oben gestreckte Unterarme auf Tisch oder Boden legen und langsames Senken des Oberkörpers.

D: Untere Anteile der vorderen Fixatoren des Schultergürtels (großer Brustmuskel).

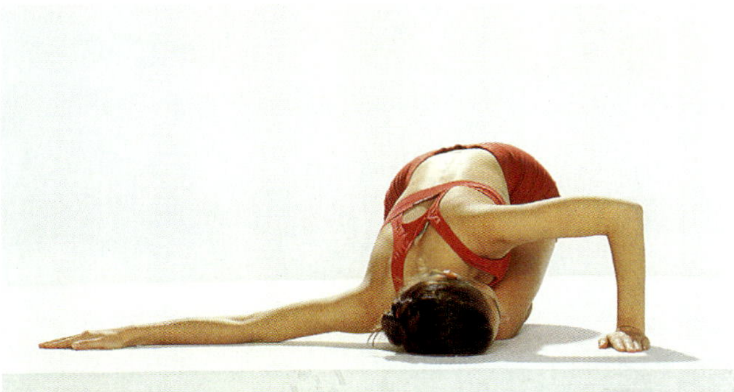

32.

D: Im Stehen oder Knien rechten Arm zur Seite gestreckt auf Tisch oder Boden legen, sodaß die rechte Schulter die Unterlage berührt; dann Drehung des Oberkörpers nach links mit Unterstützung des linken Armes.

D: Obere Anteile der vorderen Fixatoren des Schultergürtels (kleiner Brustmuskel).

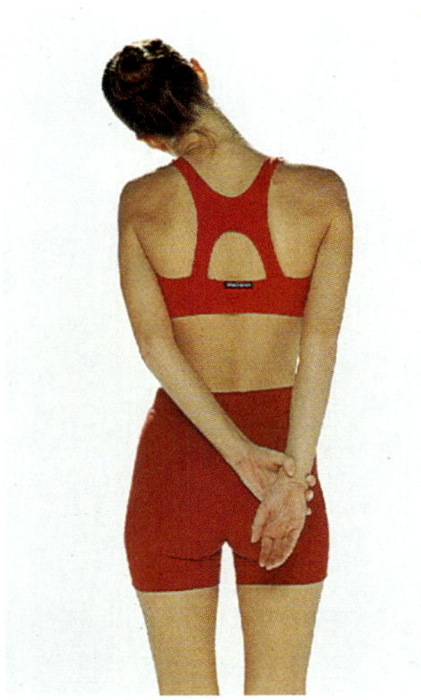

33.

D: Im Stehen umfaßt linke Hand rechtes Handgelenk, Seitneigung des Kopfes nach links. Bei Linksdrehung des Kopfes Dehnung der unteren Anteile der oberen Fixatoren, bei Rechtsdrehung des Kopfes Dehnung der oberen Anteile der oberen Fixatoren.

D: Oberen Fixatoren des Schultergürtels.

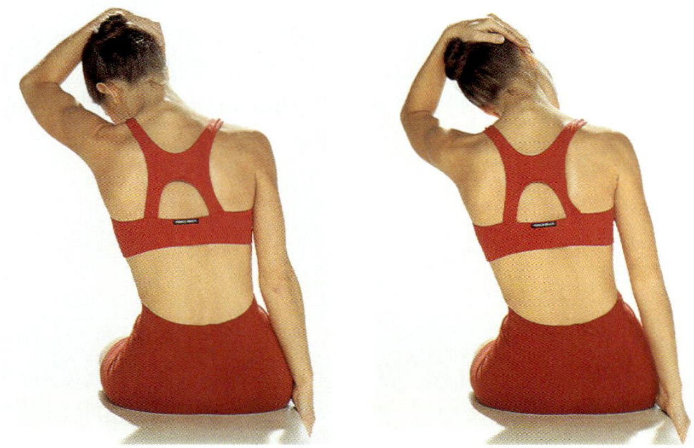

34.

D: Im Sitzen erfaßt rechte Hand die Sitzfläche, linke Hand den Kopf, bei Linksseitneigung und Linksdrehung Dehnung der unteren Anteile der oberen Fixatoren. Bei Rechtsdrehung Dehnung der oberen Anteile der oberen Fixatoren des Schultergürtels.

D: Obere Fixatoren des Schultergürtels.

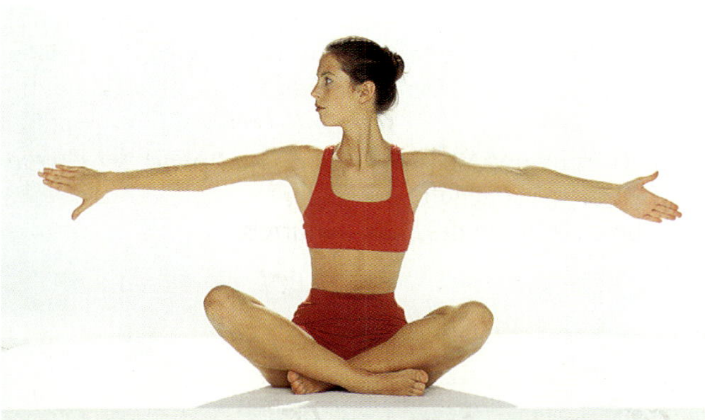

35.

D: Im Stehen oder Sitzen den Kopf drehen, gleichzeitig gegenläufige Armdrehungen. Blick zeigt immer zu der Hand, deren Daumen nach unten zeigt.

D: Obere Fixatoren des Schultergürtels, Lockerung der Halswirbelsäule.

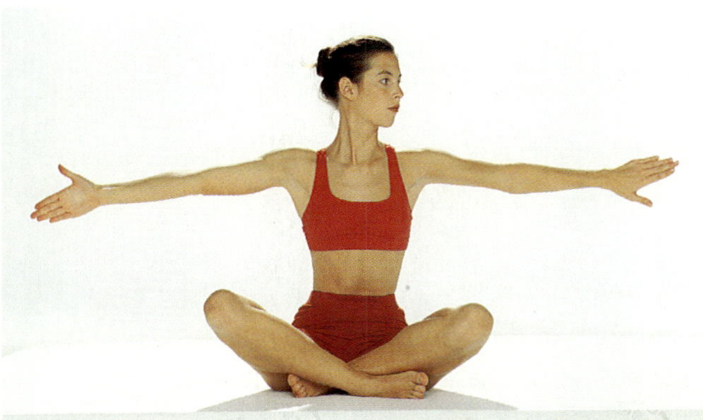

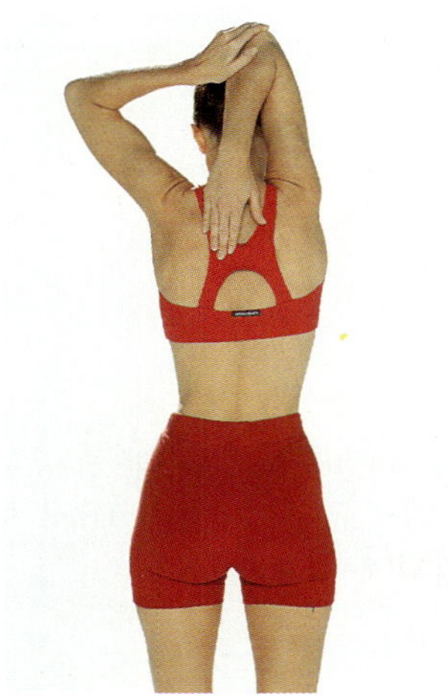

36.

D: Im Stehen, Handfläche des rechten Armes auf Wirbelsäule, Ellbogen zeigt nach oben. Mit der linken Hand wird der Ellbogen nach hinten geführt.

D: Rückseite des Oberarmes.

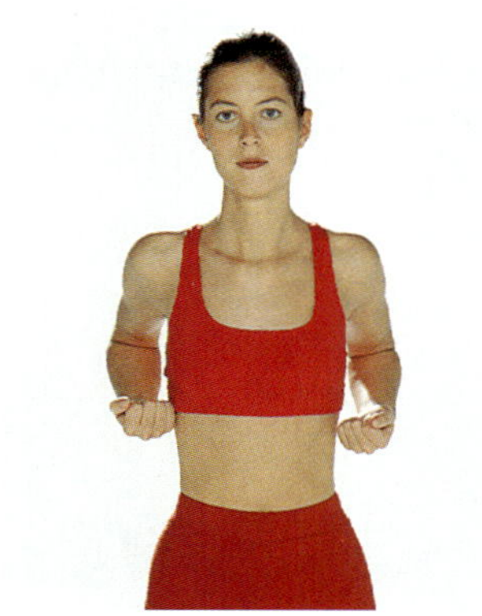

37a.

D: Im Stehen oder Sitzen Ellbogen anwinkeln und möglichst weit nach hinten oben führen.

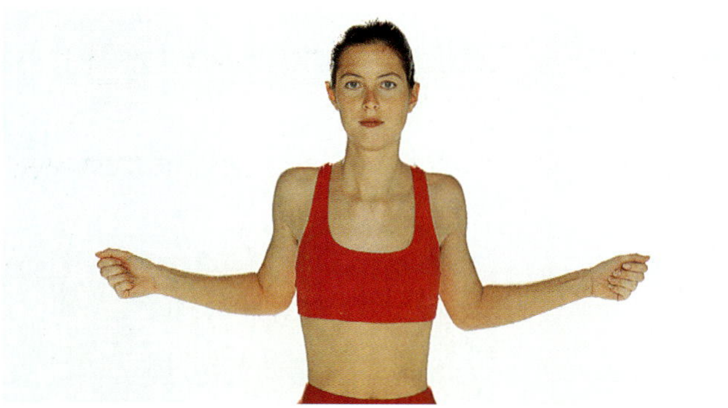

37b. Oberarme ausdrehen.

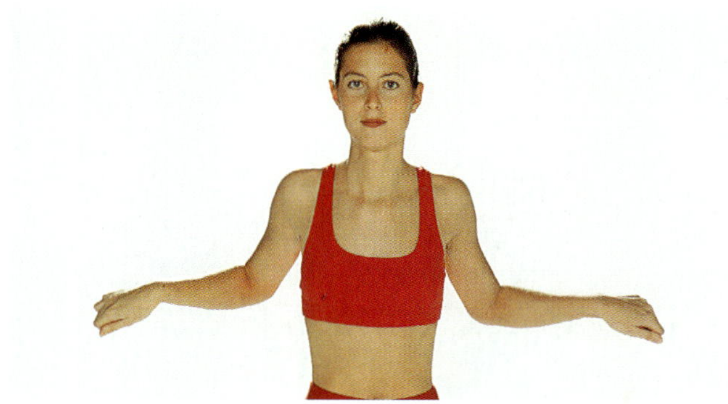

37c. Unterarme eindrehen.

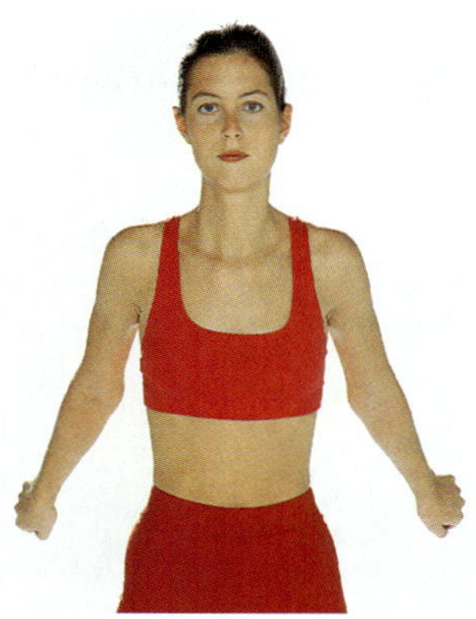

37d.

Ohne Lageveränderung der Ellbogengelenke Arme strecken.

D: Dehnung der Vorderseite der Oberarme.

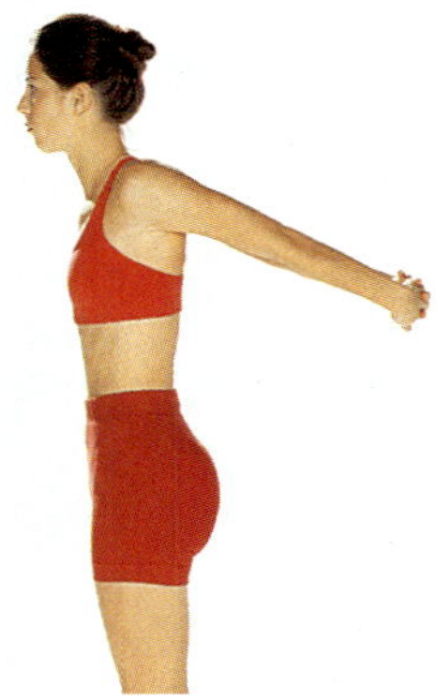

38.
D: Im Stehen oder Sitzen, Hände am Rücken verschränkt und gestreckt nach hinten anheben.
D: Vorderseite der Oberarme.

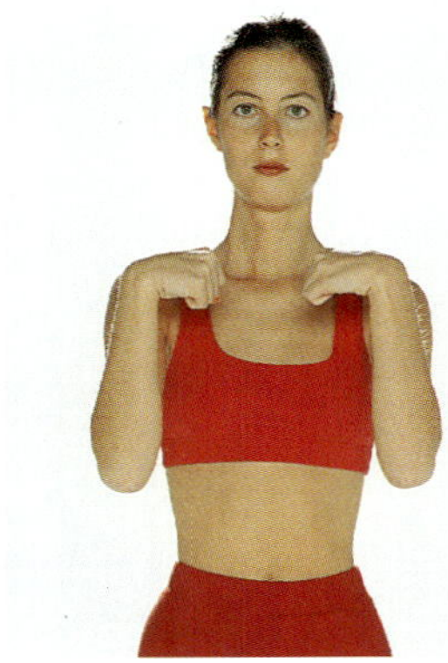

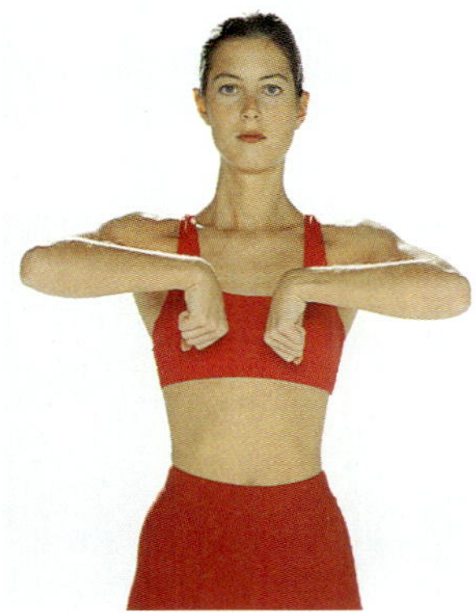

39.
a) D: Im Stehen oder Sitzen Ellbogen und Handgelenke gewinkelt, Faustschluß.

b) Oberarme im Schultergelenk eindrehen, daß Ellbogen angehoben werden.

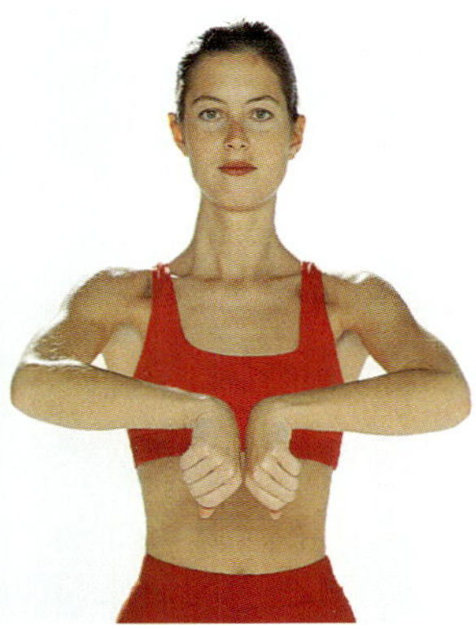

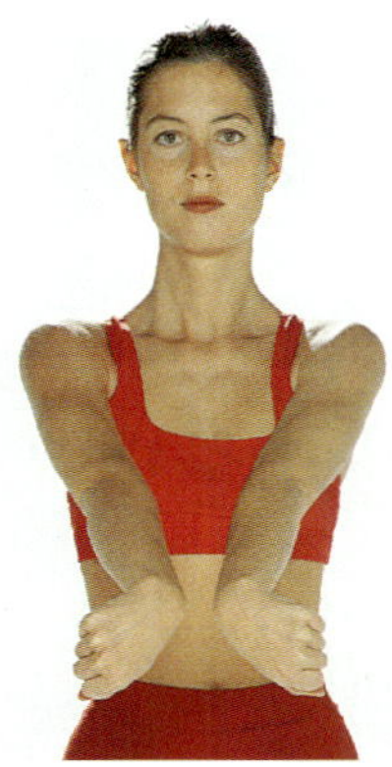

39.
c) Unterarme eindrehen, daß die im Handgelenk angewinkelten Fäuste nach vorne zeigen.

d) Langsames Durchstrecken der Ellbogengelenke, wobei die Fäuste im Handgelenk gewinkelt bleiben.
D: Streck - und Außenseite der Unterarme.

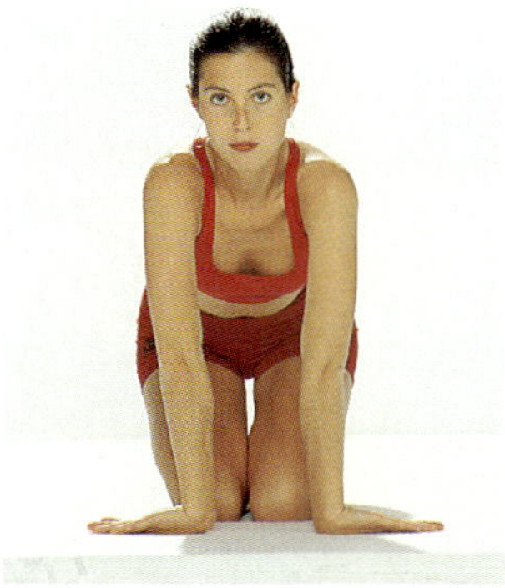

40.
D: Am Boden oder Tisch, Handrücken auf Unterlage legen, Fingerspitzen zeigen nach außen, Ellbogengelenke durchstrecken.
D: Streckseite der Unterarme.

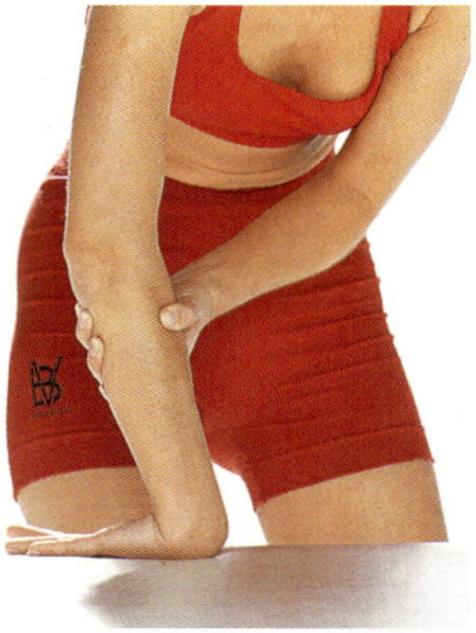

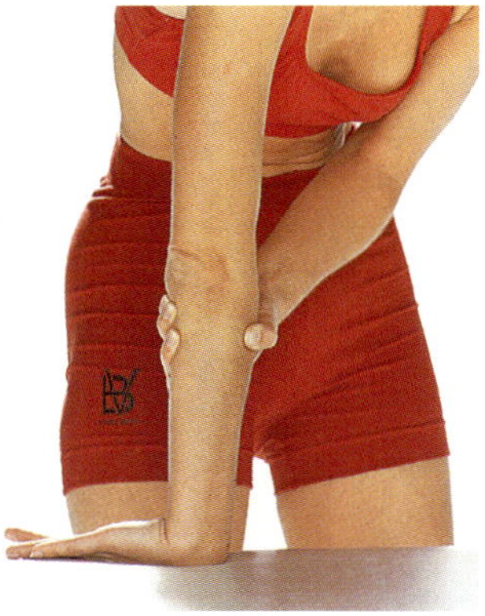

41.
D: Ausgangsposition wie Übung 40; durch Druck des Daumens der linken Hand Vorspannung der Streckseite des rechten Unterarmes, dann Streckung im rechten Ellbogengelenk.
D: Streckseite des Unterarmes.

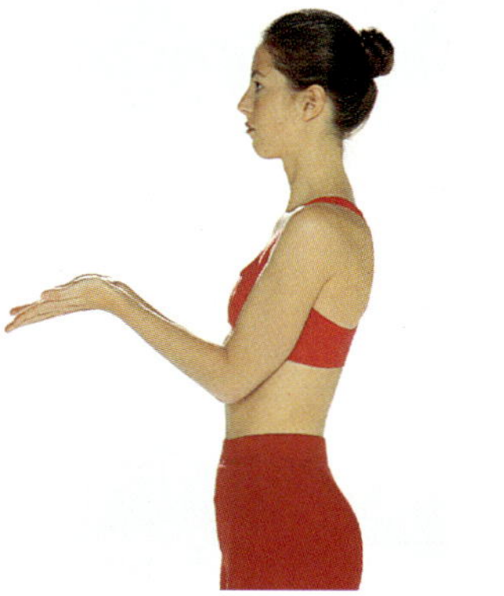

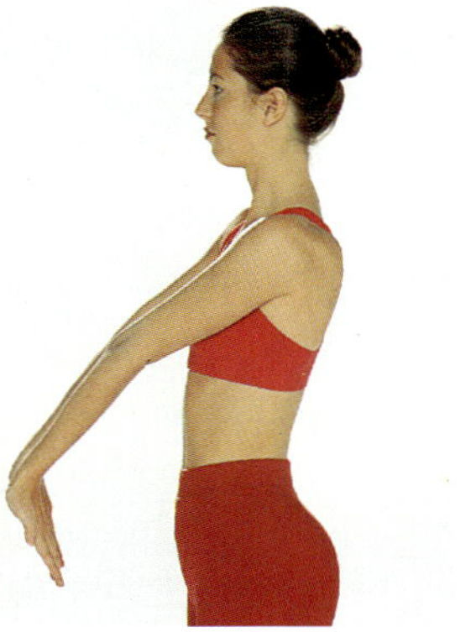

42.
D: Im Stehen, Ellbogen gebeugt, Unterarme ausgedreht, Handgelenk überstreckt, dann Streckung der Ellbogengelenke.
D: Beugeseite der Innenseite der Unterarme.

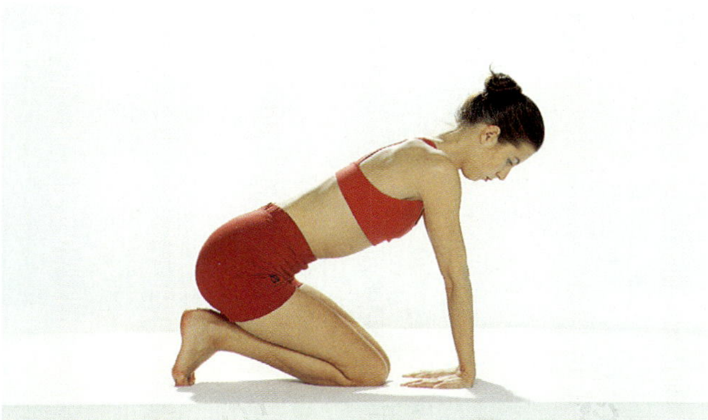

43.
D: Am Boden oder Tisch Ober- und Unterarme ausgedreht, sodaß sich die beiden Kleinfinger berühren. Fingerspitzen und Handflächen auflegen und langsam Ellbogengelenke strecken.
D: Beugeseite der Unterarme.

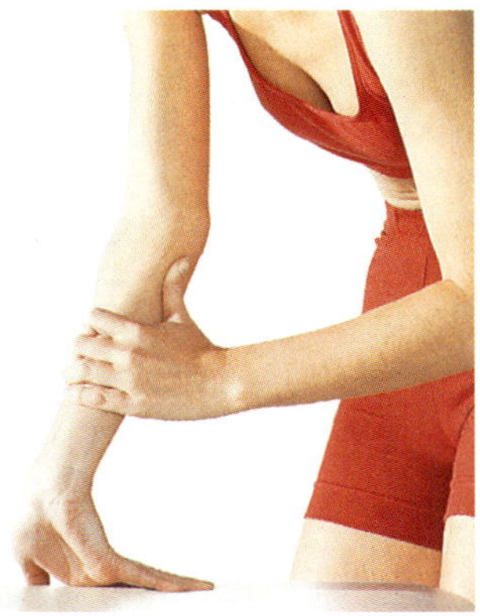

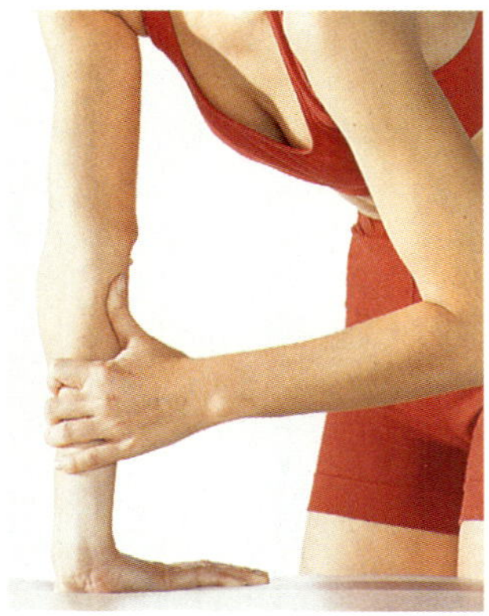

44.
D: Im Stehen, linke Hand umfaßt Beugeseite des rechten Unterarmes und durch Daumendruck Vorspannung, dann langsames Strecken des Unterarmes.
D: Beuge - bzw. Innenseite des rechten Unterarmes.

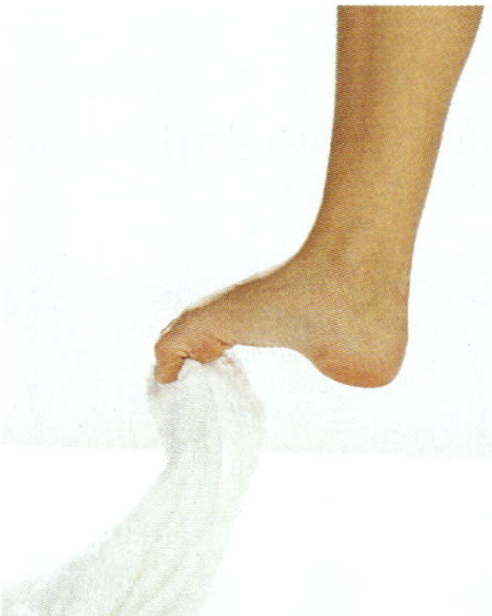

K- und B-Übungen

45.
K+B:
Greifübungen durch Erfassen von Gegenständen mit den Zehen.
K: Fußmuskulatur.
B: Knick - Senkfüße.

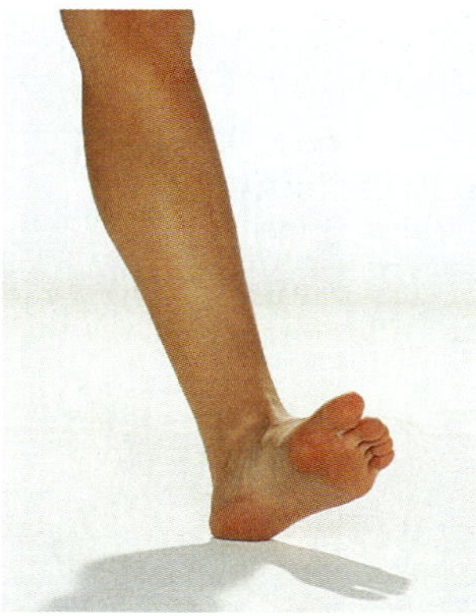
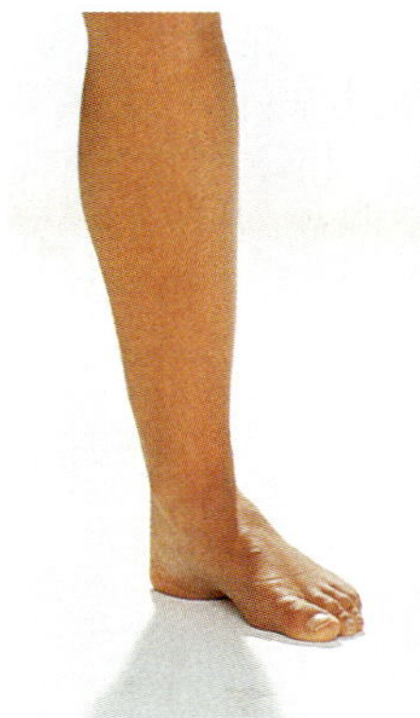

46.
K + B:
Schrittstellung, Außenrand der linken Ferse berührt den Boden; danach mit dem Großzehenballen auf Boden schlagen.
K: Fußmuskulatur.
B: Abschlagbewegung des Fußes.

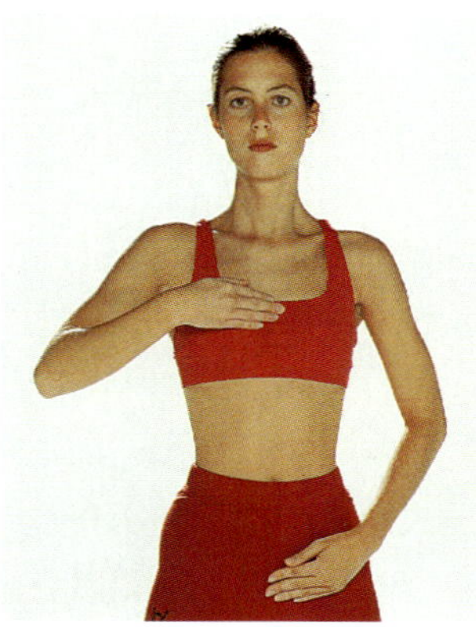
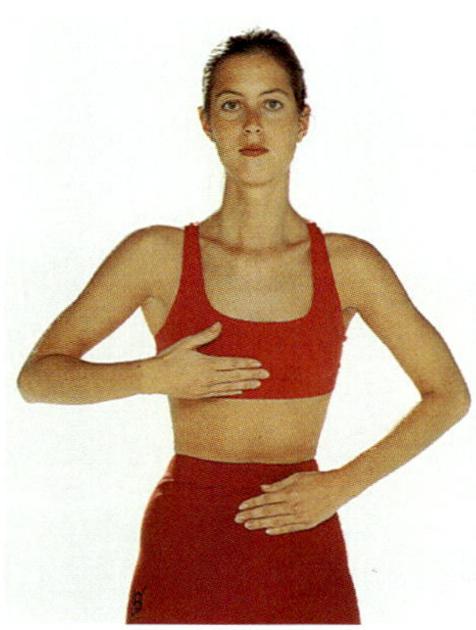

47.
K +B:
Im Stehen, rechte Hand am Brustbein, linke Hand am Schambein, Gesäß zusammenpressen, Brust- und Schambein maximal auseinanderziehen, Bauchmuskulatur anspannen, durch Beckenkippen Schambein Richtung Brustbein führen.
K: Bauch- und Gesäßmuskulatur.
B: Zusammenspiel von Bauch- und Gesäßmuskulatur zur Schulung der Stabilisierung der Lendenwirbelsäule.

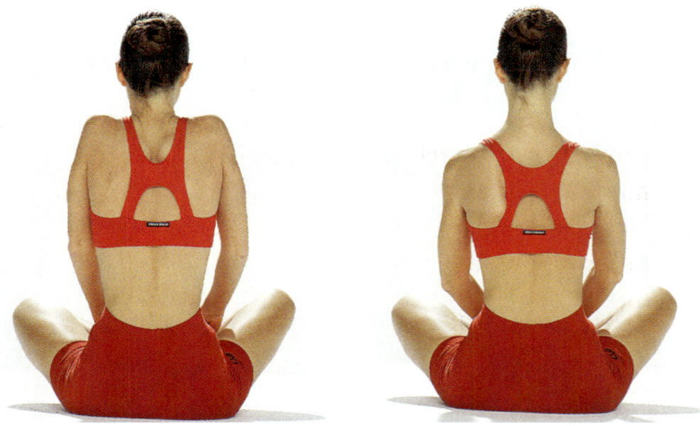

48.
K + B:
Schulterblätter hochziehen und hinunter drücken, ...

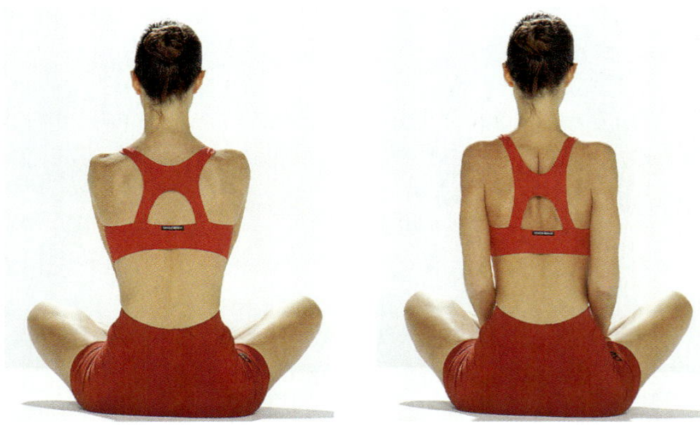

... Schulterblätter nach vorne ziehen und hinten zusammendrücken.

K: Untere Fixatoren, breite Rückenmuskel.

B: Bewußtmachen der Schulterblattstellung.

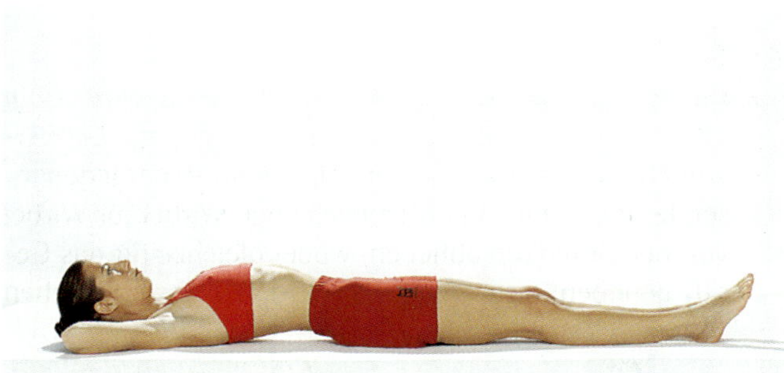

49.
K + B:
Rückenlage, Wirbel für Wirbel von oben nach unten auf Unterlage legen und umgekehrt.
K: Bauchmuskulatur.
B: Rumpfvorbeuge, Rumpfrückbeuge.

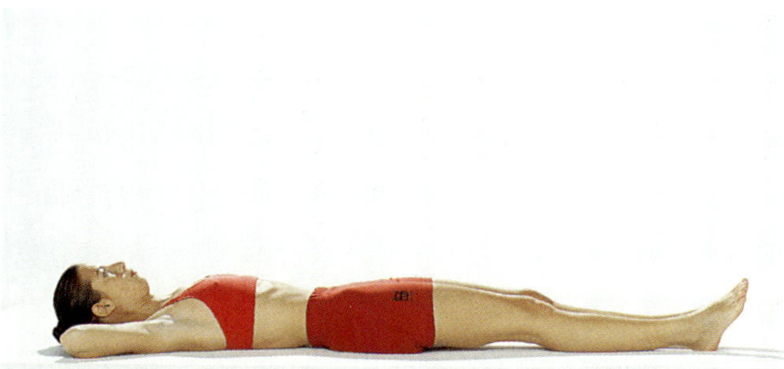

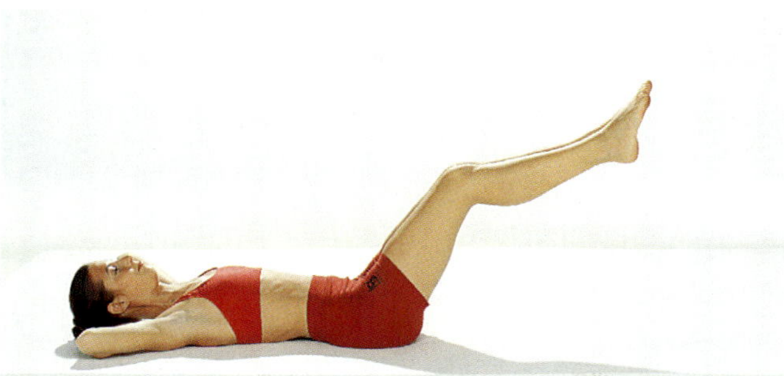

50.
K + B:
Ausgangsposition wie Übung 49; Anheben der Beine ohne daß Druck der Wirbelsäule auf Unterlage nachläßt.
K: Bauchmuskulatur.
B: Rumpfvorbeuge.

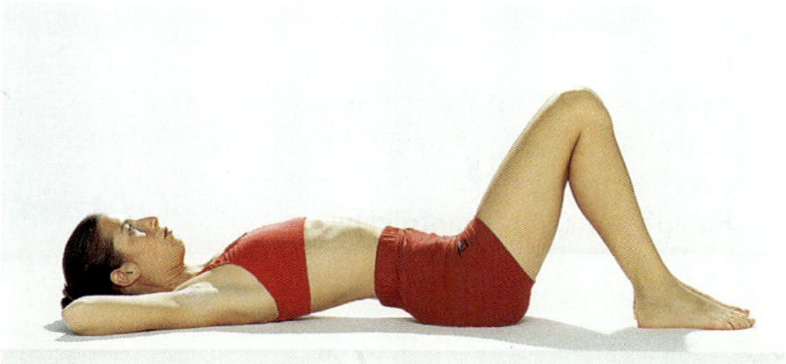

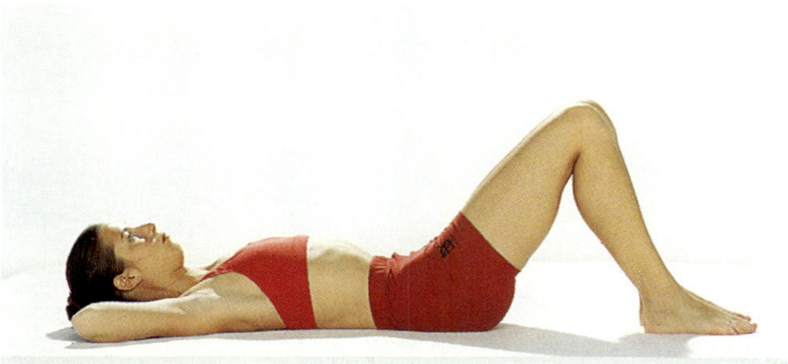

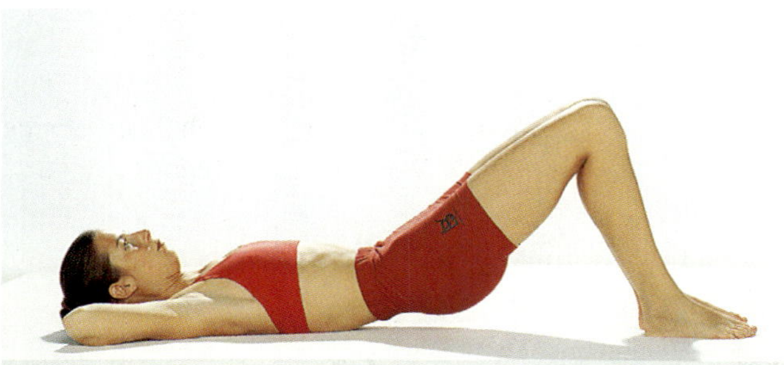

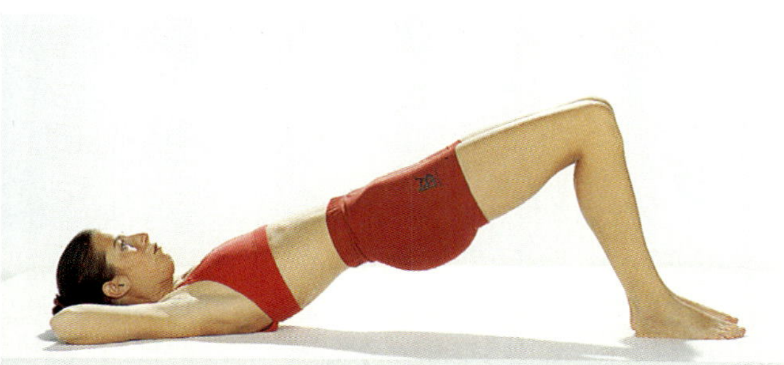

51.

K + B:

Rückenlage, Beine angehockt, Hohlkreuz, von oben nach unten Wirbel für Wirbel beugen bis Lendenwirbelsäule flach am Boden liegt. Dann in entgegengesetzter Richtung von unten nach oben Wirbel für Wirbel von der Unterlage abheben, wobei gleichzeitig das Gesäß gehoben wird. Wieder in Ausgangsposition gehen und die Übung von vorne beginnen (Beckenschaukel).

K: Bauchmuskeln, große Gesäßmuskeln, Rückenstrecker.

B: Rumpfvorbeuge, Rumpfrückbeuge, Zusammenspiel von Bauch- und Gesäßmuskulatur.

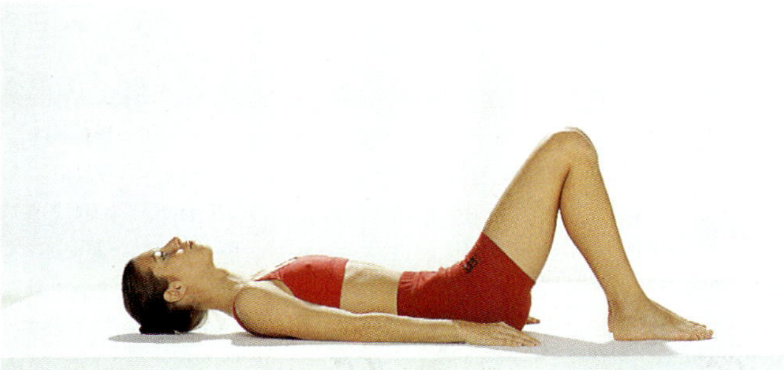

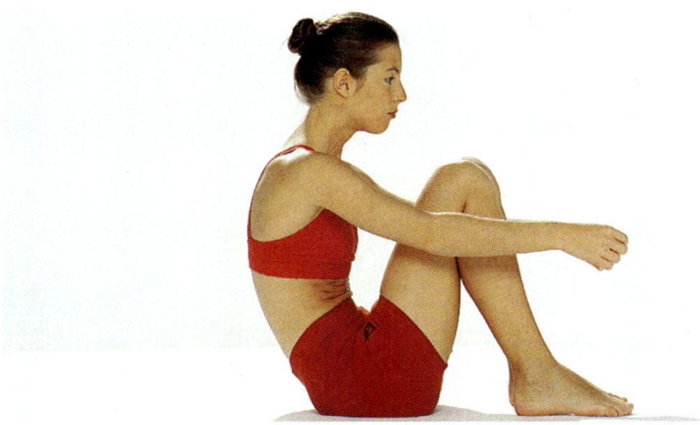

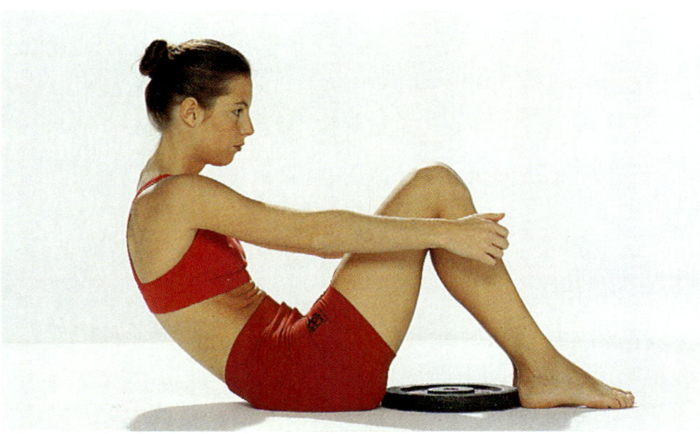

52.

K + B:

Rückenlage, Beine aufgestellt, Aufrichten des Oberkörpers, indem man vom Kopf beginnend Wirbel für Wirbel von der Unterlage abhebt. Wenn Unterstützung, dann nur an der Ferse (wie auf Bild durch Hantelscheibe), Füße behalten Bodenkontakt.

K: Bauchmuskulatur.

B: Rumpfvorbeuge mit Beugen im Knie und Strecken im Sprunggelenk.

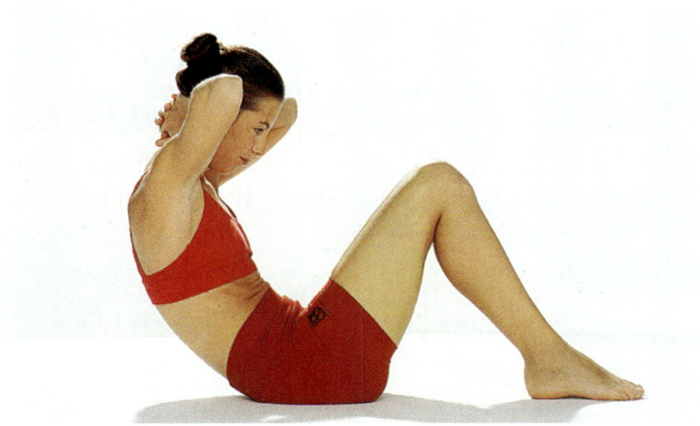

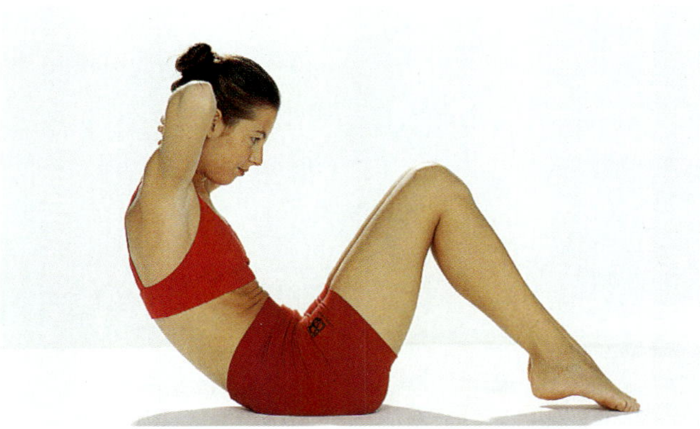

53.

K + B:
: Ausgangsposition wie Übung 52, jedoch wird die Übung erschwert, indem man Hände im Nacken verschränkt. Eine weitere Steigerung erfolgt durch das Abheben der Fersen von der Unterlage, wobei Zehen Bodenkontakt behalten.

K: Bauchmuskulatur.

B: Bauchmuskulatur ist der stärkste Stabilisator der Lendenwirbelsäule.

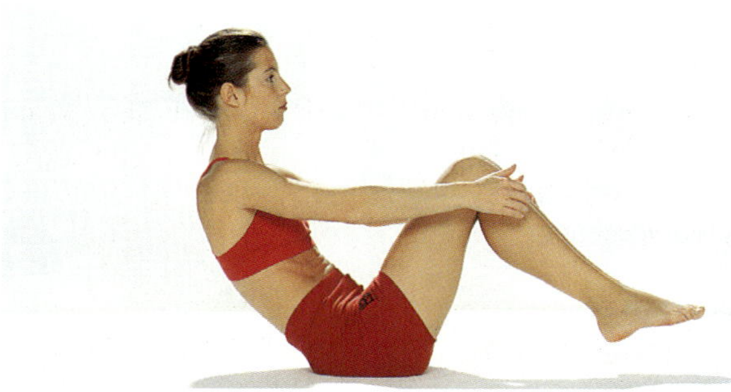

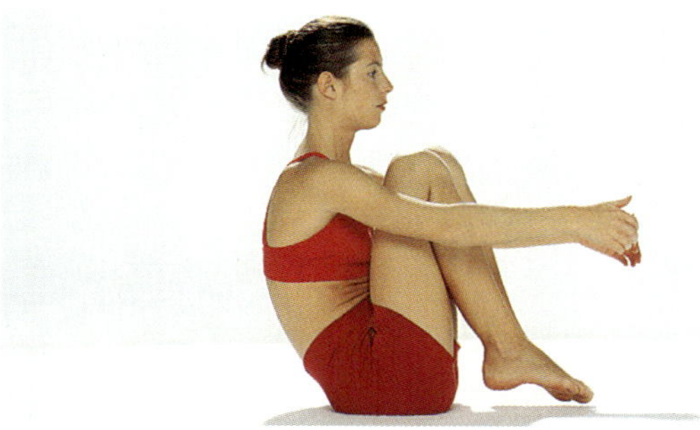

54.
K + B:
Im Sitz, mit gebeugten Beinen Füße anheben und Fersen in Richtung Gesäß führen.
K: Bauchmuskulatur.
B: Rumpfvorbeuge.

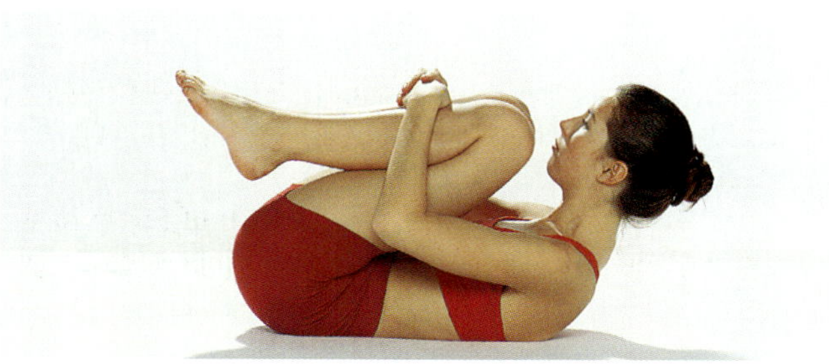

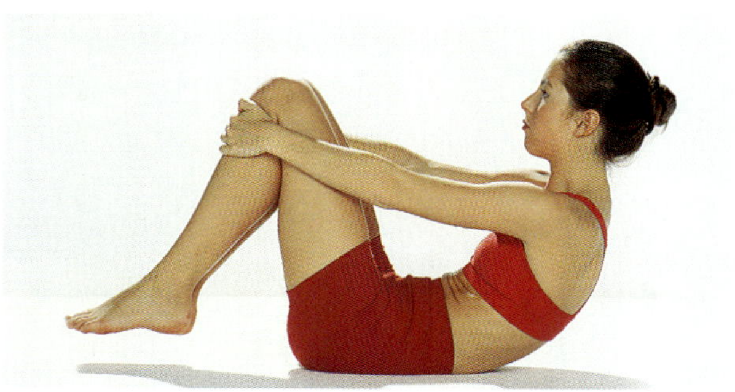

55.
K + B:
Im Liegen, Hände umfassen beide Knie. Durch rhythmisches Rumpfvorbeugen schaukelt man in den Sitz, wobei Knie gegen den Zug der Hände drücken.
K: Bauch- und Gesäßmuskulatur.
B: Rumpfvorbeuge, Rumpfrückbeuge, Zusammenspiel von Bauch und Gesäßmuskulatur, Lockerung der Lendenwirbelsäule.

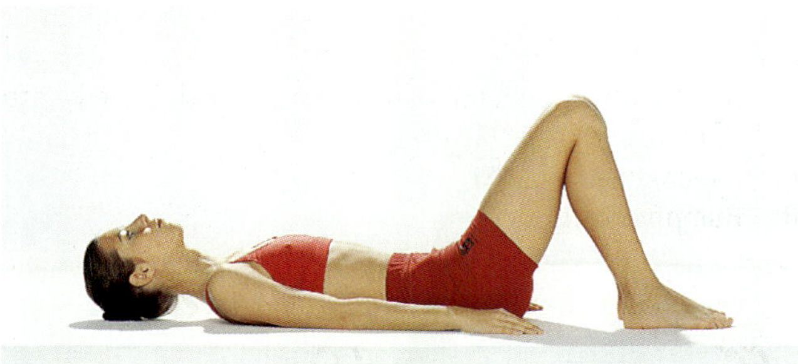

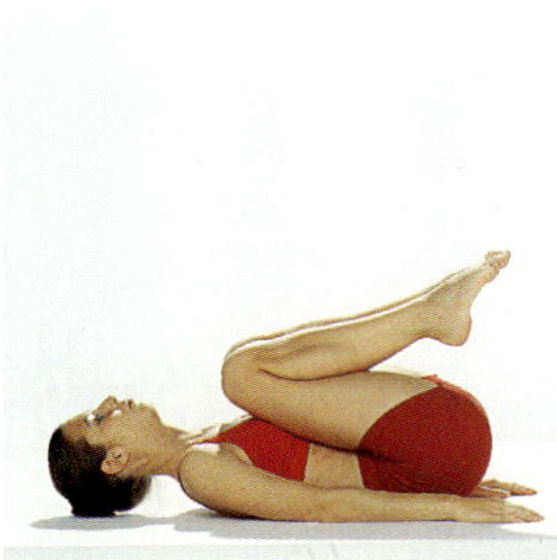

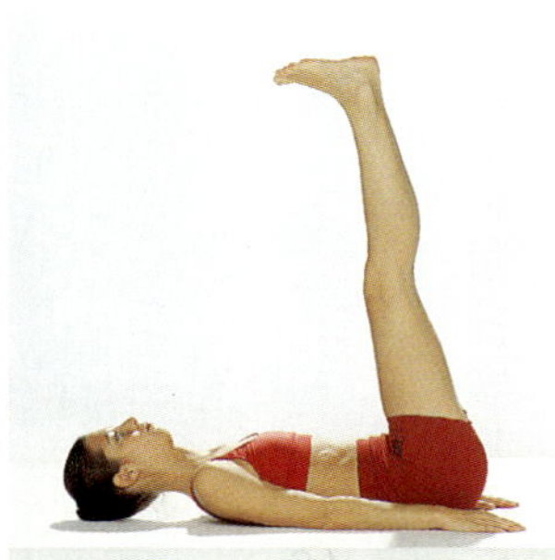

56.

K + B:

Rückenlage, beide Beine angehockt; die gebeugten Beine anheben, dann strecken.

K: Bauchmuskulatur.

B: Rumpfvorbeuge.

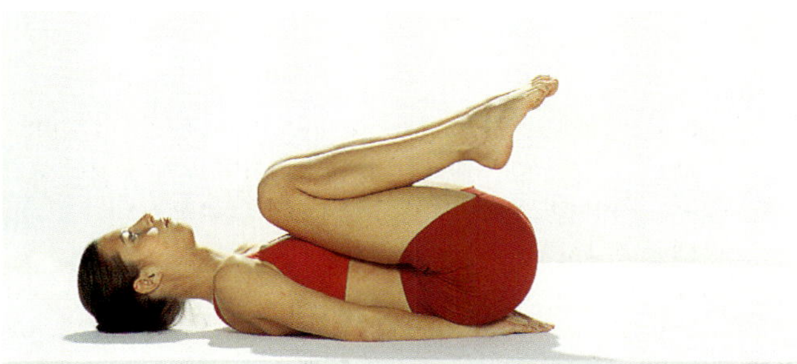

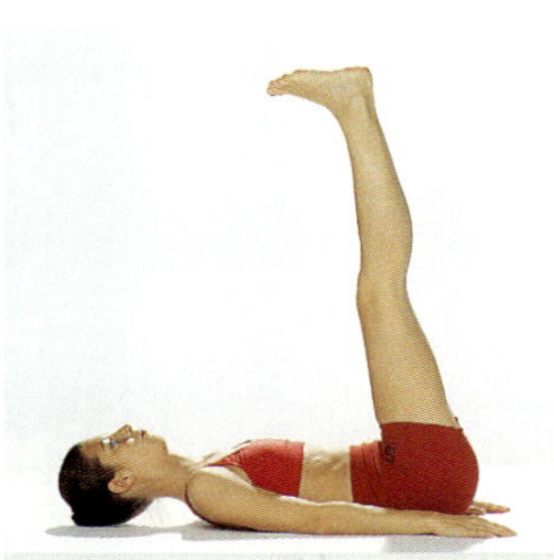

57.

K + B:

Rückenlage, Hände unter dem Gesäß, beidbeiniges Beugen und Strecken der Beine.

K: Bauchmuskulatur.

B: Durch gegenläufiges Beugen im Knie und Strecken im Sprunggelenk und umgekehrt wird Beinbewegung geschult.

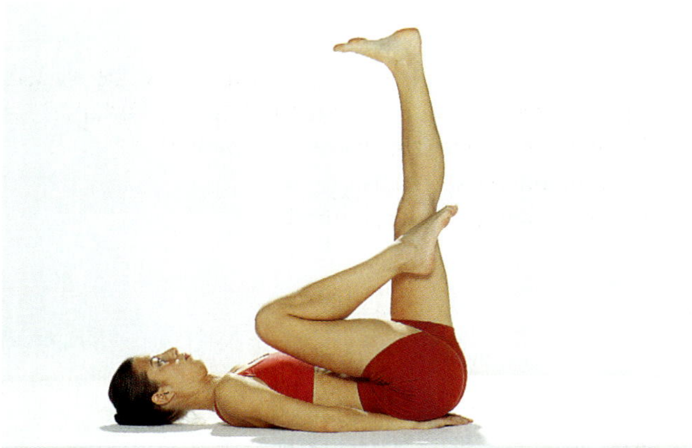

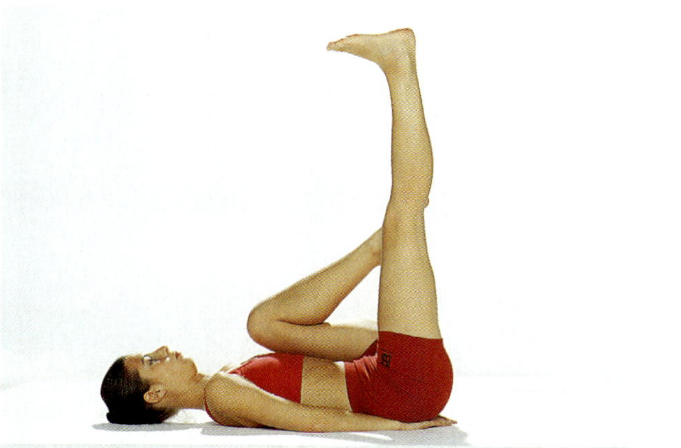

58.

K + B:
Ausgangsposition wie Übung 57, gegenläufige Beinbewegungen als Koordinationsübung für Gehen, Laufen und Radfahren.

K: Bauchmuskulatur.

B: Beinbewegung mit Beugen im Knie, Strecken im Sprunggelenk, Strecken im Knie und Beugen im Sprunggelenk.

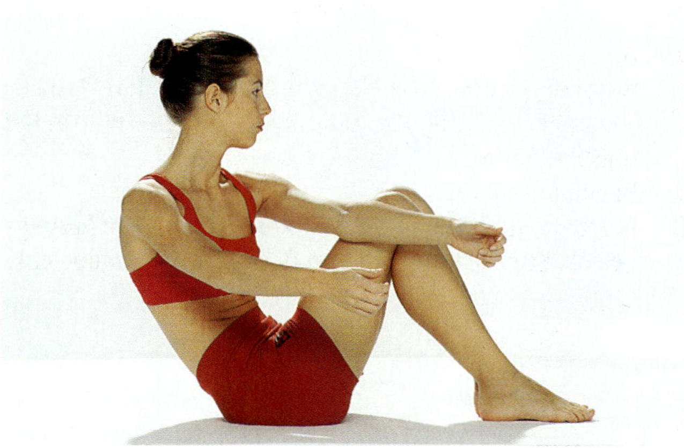

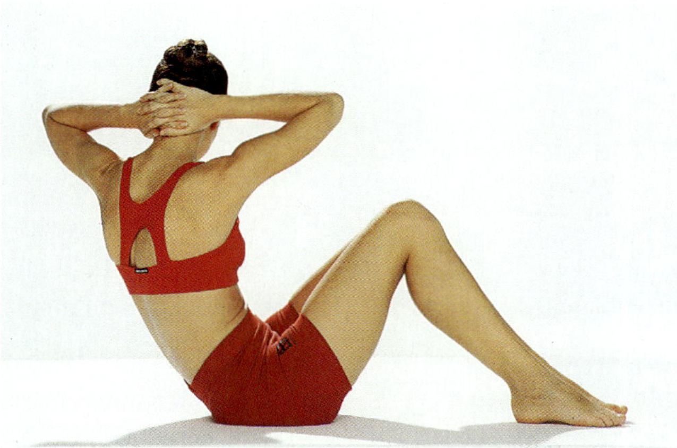

59.

K + B:

Rückenlage, Beine angehockt, Aufrichten des Oberkörpers mit gleichzeitiger Rumpfdrehung. Hände in Vorhalte, zur Erschwerung Hände im Nacken verschränkt.

K: Schräge Bauchmuskulatur.

B: Rumpfvorbeuge mit Rumpfdrehung.

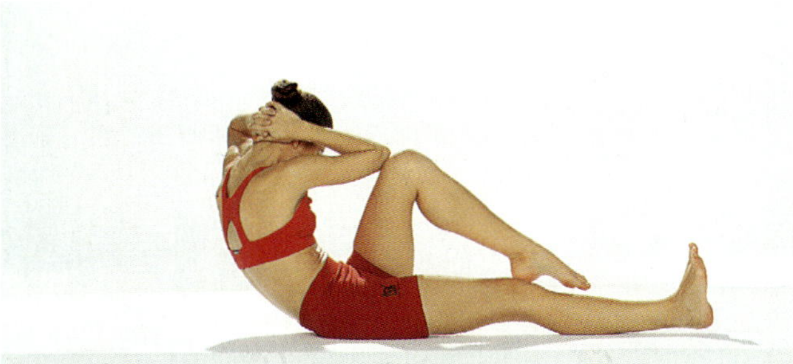

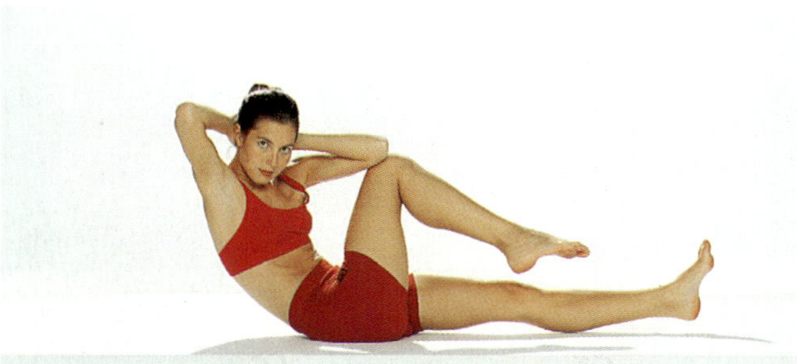

60.

K + B:

Rückenlage, Arme hinter dem Kopf verschränken, abwechselnd berührt rechter Ellbogen linkes Knie und linker Ellbogen rechtes Knie.

K: Schräge Bauchmuskulatur.

B: Rumpfvorbeuge und Rumpfdrehung, Bewegungsschulung der Beine.

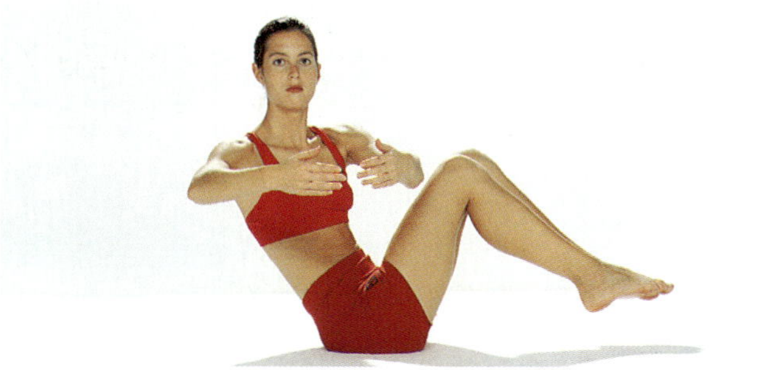

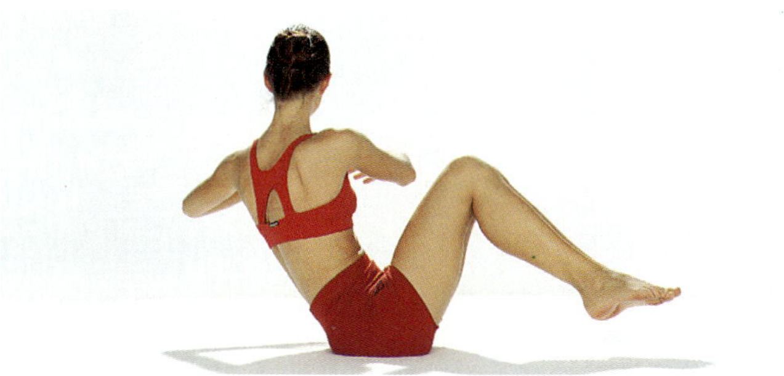

61.

K + B:

Sitz mit gebeugten Beinen, Füße anheben und Rumpfdrehung.

K: Schräge Bauchmuskulatur.

B: Rumpfdrehung in Rumpfvorbeuge.

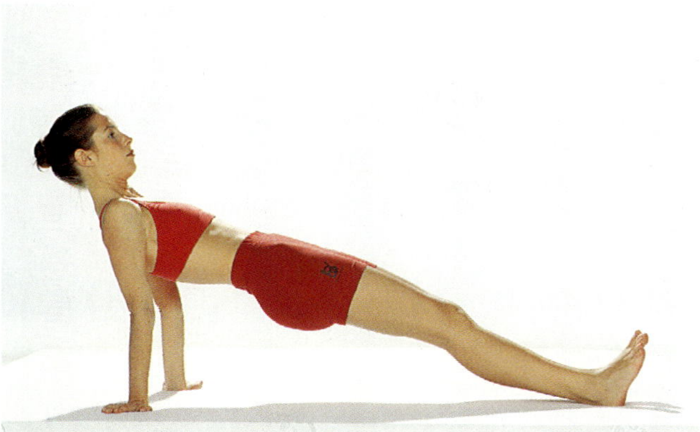

62.
K + B:
Langsitz, Heben des Gesäßes durch Streckung des Hüftgelenkes und des Rumpfes bis zum Liegestütz rücklings.
K: Große Gesäßmuskeln, Rückenstrecker, breiter Rückenmuskel, hintere Fixatoren des Schultergürtels.
B: Rumpfrückbeuge, Aktivierung der hinteren Fixatoren des Schultergürtels.

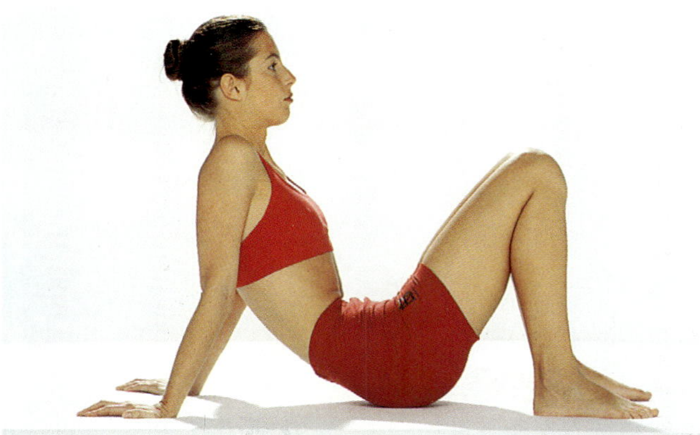

63.
K + B:
Im Sitz Bauchmuskeln angespannt, Beine angehockt, Arme am Boden abgestüzt, Heben des Gesäßes durch Streckung der Hüftgelenke und des Rumpfes, Oberschenkel locker lassen, Gesäß anspannen.
K: Große Gesäßmuskeln, Oberschenkel, Rückenstrecker, hintere Fixatoren des Schultergürtels.
B: Rumpfvorbeuge, Rumpfrückbeuge mit Streckung im Hüftgelenk.

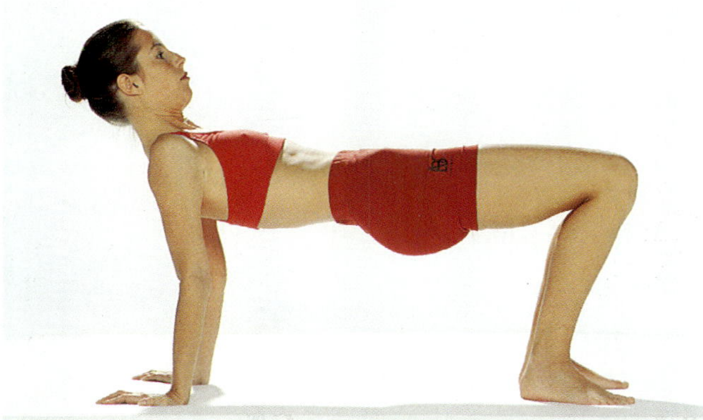

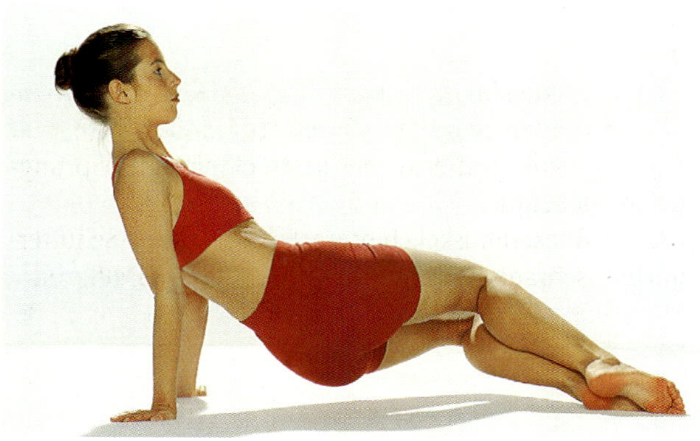

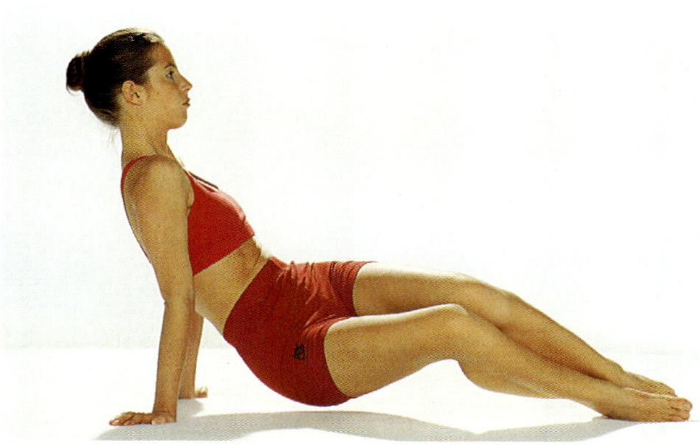

64.

K + B:

Liegestütz rücklings, Beine anhocken, Rumpfdrehung.

K: Schräge Bauchmuskeln, hintere Fixatoren des Schultergürtels, breite Rückenmuskeln.

B: Rumpfdrehung in Rumpfvorbeuge.

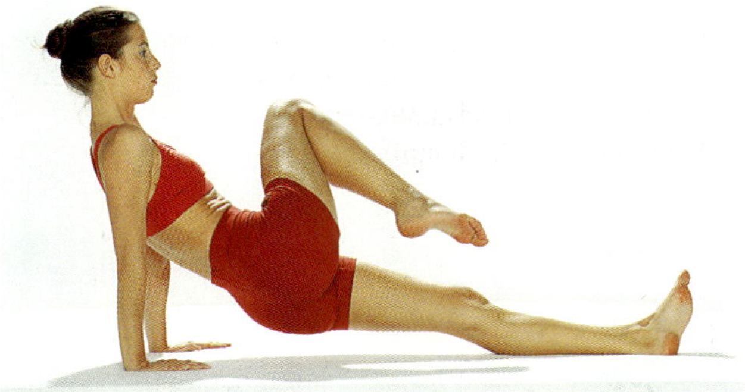

65.

K + B:
Liegestütz rücklings, abwechselnd ein Knie zur gegenüberliegenden Schulter führen. Bei gebeugtem Knie Sprunggelenk gestreckt, bei gestrecktem Knie Sprunggelenk gebeugt.

K: Breiter Rückenmuskel, hintere Fixatoren des Schultergürtels, schräge Bauchmuskulatur, Gesäßmuskulatur.

B: Rumpfdrehung, Schultergürtel, Bewegungsschulung der Beine.

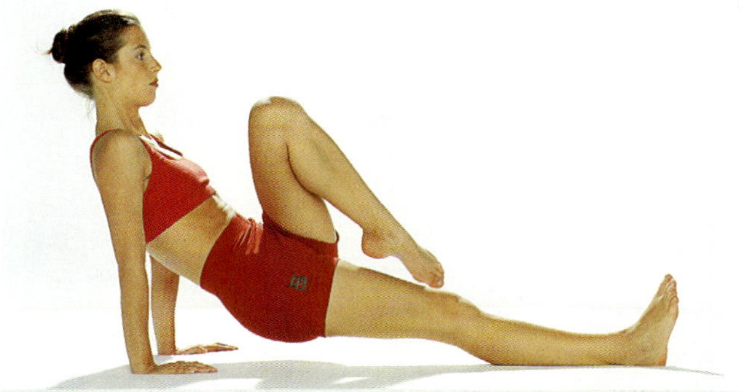

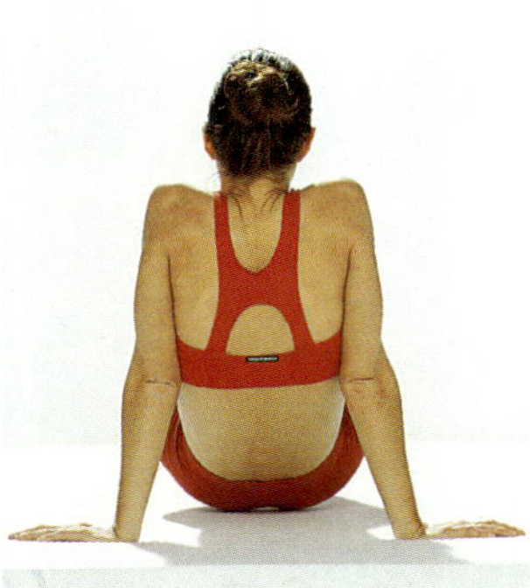

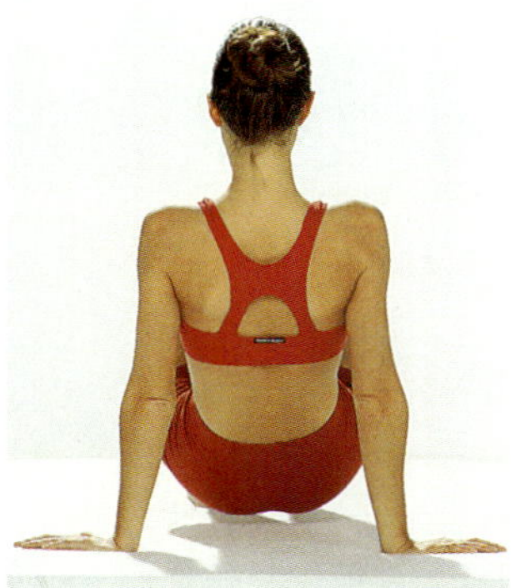

66.

K + B:
Im Rückwärtsliegestütz, mit angewinkelten Beinen wird das Gesäß etwas vom Boden abgehoben, dann Aktivierung der unteren Fixatoren des Schultergürtels durch abwechselndes Hochziehen und Hinunterdrücken der Schulterblätter (kurzer Hals, langer Hals).

K: Untere Fixatoren des Schultergürtels.

B: Schultergürtelfixatoren.

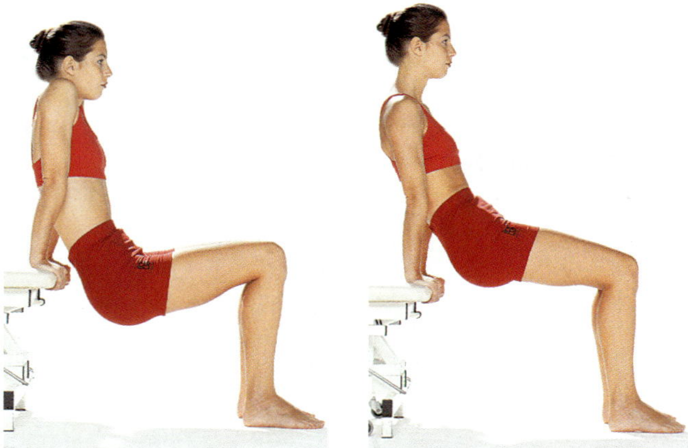

66a.

K +B:

Im Rückwärtsliegestütz, Hände auf Tisch oder Bank abgestützt (kurzer Hals, langer Hals).

K: Untere Fixatoren des Schultergürtels.

B: Schultergürtelfixatoren.

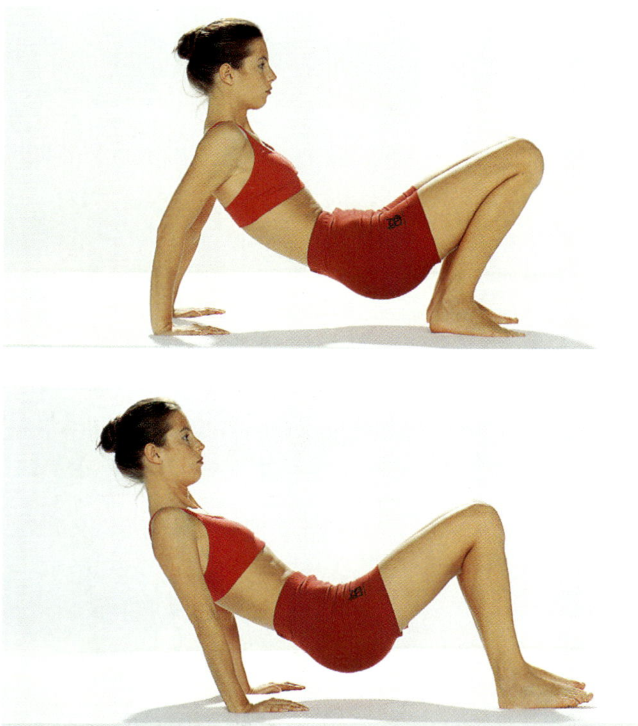

67.

K + B:

Ausgangsposition wie Übung 66, Schulterblätter nach hinten drücken und Oberkörper immer weiter nach hinten oben führen, Gesäß bleibt knapp über dem Boden.

K: Breiter Rückenmuskel mit Fixatoren des Schultergürtels.

B: Wichtigste Übung nach Schulterluxation zur Stabilisierung der Schultergelenke.

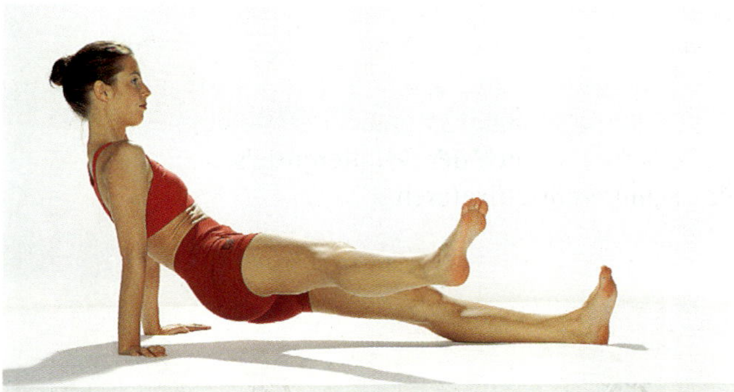

68.

K + B:

Liegestütz rücklings und vorlings, abwechselndes Abspreizen des gestreckten Beines.

K: Bauch- und Gesäßmuskulatur, untere Fixatoren des Schultergürtels, breiter Rückenmuskel.

B: Aktivierung der seitlichen Gesäßmuskeln.

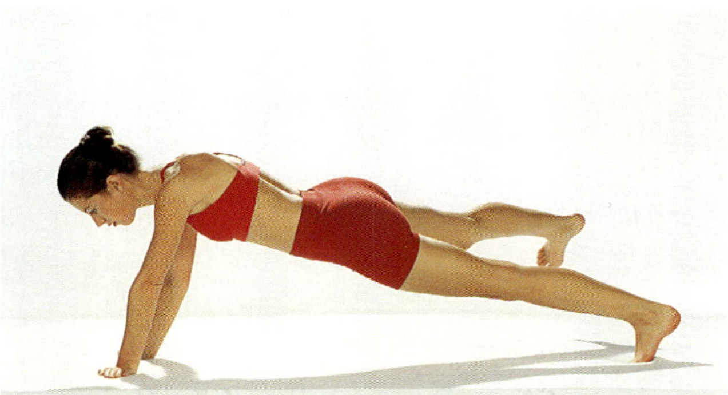

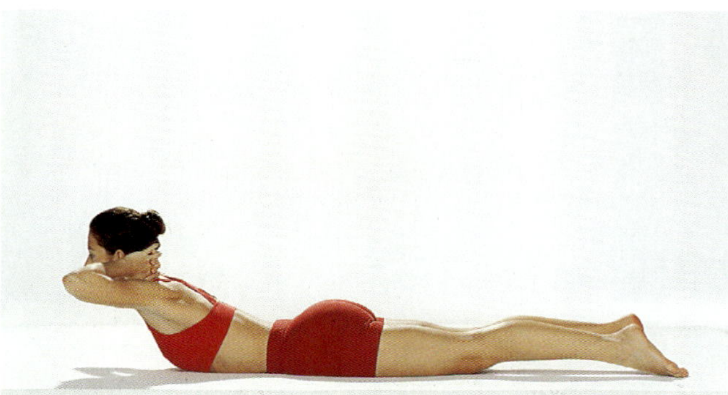

69.

K + B:

Bauchlage, Rumpfrückbeuge, Arme hinter dem Kopf verschränkt, Beine bleiben am Boden.

K: Rückenstrecker, untere Fixatoren des Schultergürtels.

B: Rumpfrückbeuge.

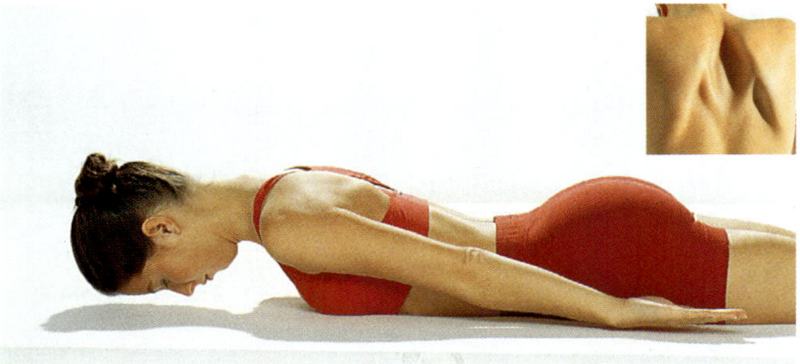

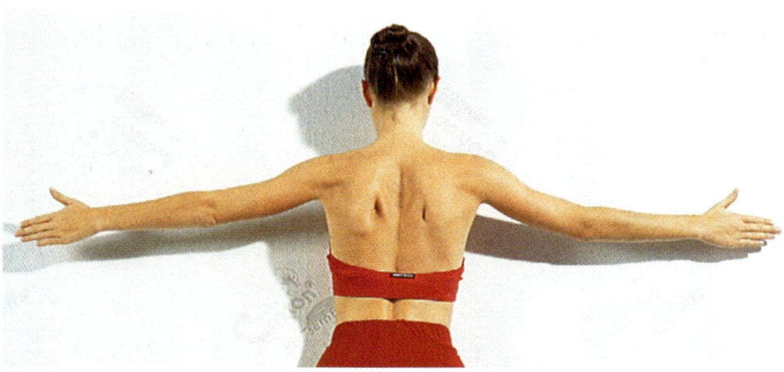

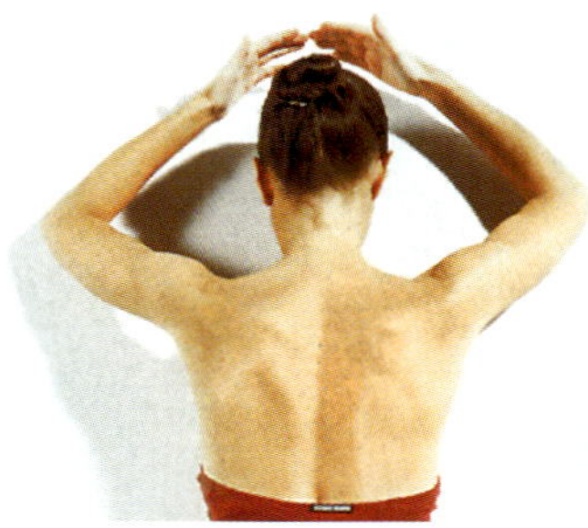

70.

K + B:

a) Bauchlage, Stirn ca. 1 cm vom Boden abgehoben. Schulterblätter nach unten drücken, Daumen an Oberschenkel, Arme ca. 1cm über Boden. Daumen innen, wenn Arme nach unten zeigen.
(Detailaufnahme der aktivierten unteren Fixatoren des Schultergürtels)

b) Bauchlage, Schulterblätter nach unten drücken, Arme knapp über dem Boden nach oben führen und dabei Daumen nach oben drehen. Daumen oben, wenn Arme in Schulterhöhe sind.

c) Bauchlage, Schulterblätter nach unten drücken, Arme weiter knapp über dem Boden nach oben führen, dabei Daumen nach hinten drehen. Daumen hinten, wenn Arme über dem Kopf sind.

K: Kräftigung der unteren Fixatoren des Schultergürtels.

B: Zusammenspiel von Armbewegung und Schultergürtelbewegung.

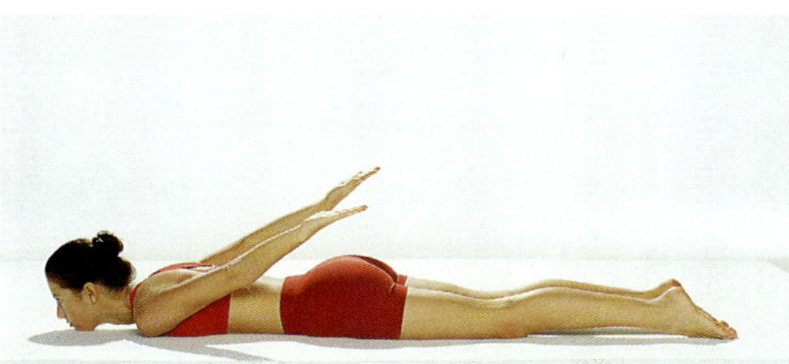

71.

K + B:

Bauchlage, Daumen zeigen nach innen, gestreckte Arme maximal nach hinten führen. Diese Übung kann auch als Partnerübung ausgeführt werden, wobei der Partner auf die Handflächen drückt.

K: Breiter Rückenmuskel.

B: Stabilisierung der Schultergelenke.

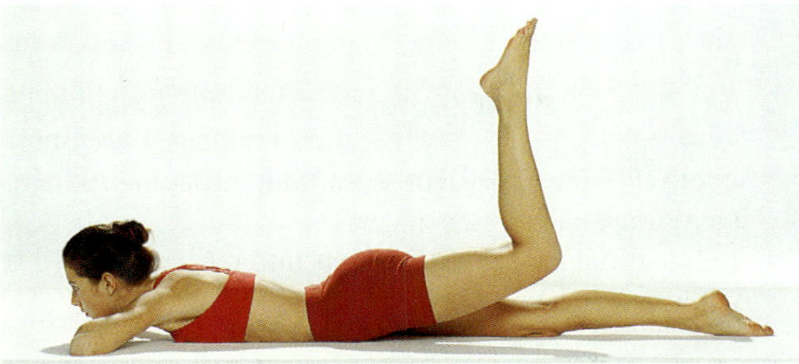

72.
K + B:
Bauchlage, linkes Bein im Knie gebeugt. Durch Streckung im Hüftgelenk Bein anheben, Becken bleibt auf Unterlage.
K: Großer Gesäßmuskel.
B: Beckenstabilisierung, Streckung in der Körpermitte. Durch Aktivierung der Gesäßmuskulatur Entlastung der Rückseite der Oberschenkel und Lendenmuskulatur.

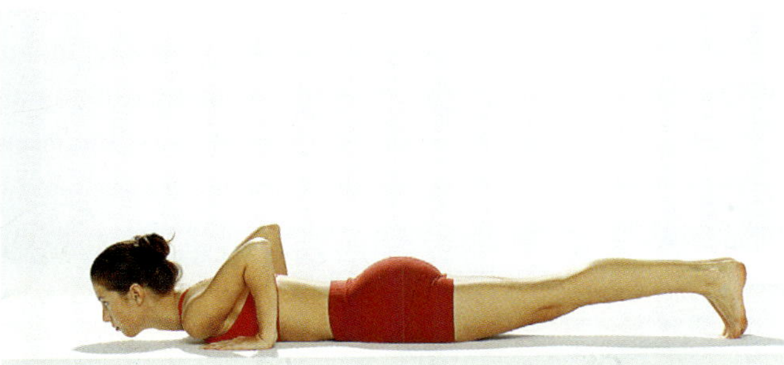

73.
K + B:
Bauchlage, Anspannen der Gesäßmuskeln, indem man die beiden Gesäßbacken zusammenpreßt, wodurch automatisch auch die Bauchmuskeln aktiviert werden. Liegestütz vorlings.
K: Bauch- Gesäßmuskulatur, Schultergürtel.
B: Becken- und Schulterstabilisierung.

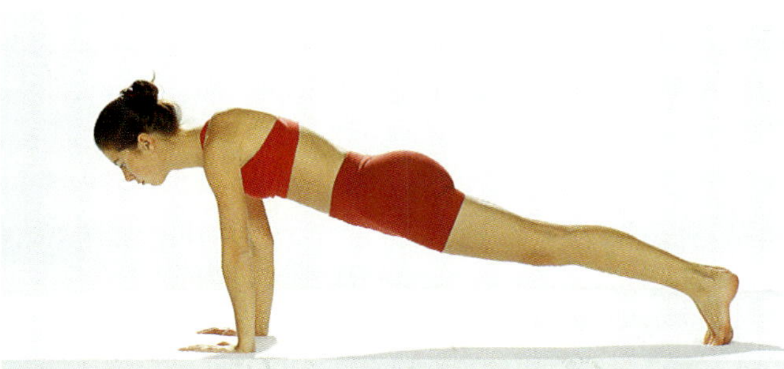

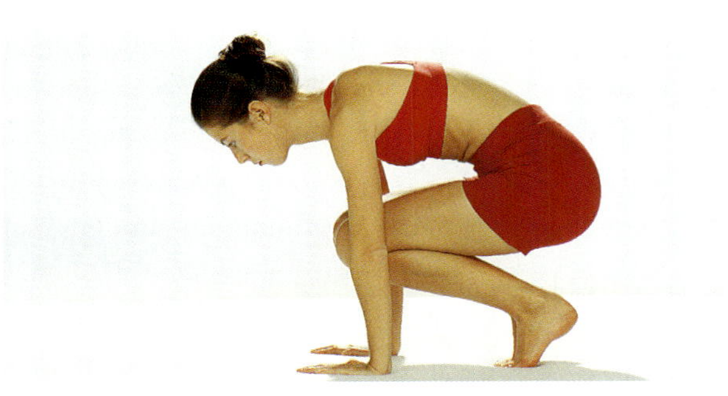

74.
K + B:
Aus dem Liegestütz vorlings, beidbeiniges Anhocken und Strecken der Beine.
K: Untere Fixatoren des Schultergürtels, Bauch- und Gesäßmuskeln.
B: Rumpfvorbeuge, Rumpfrückbeuge.

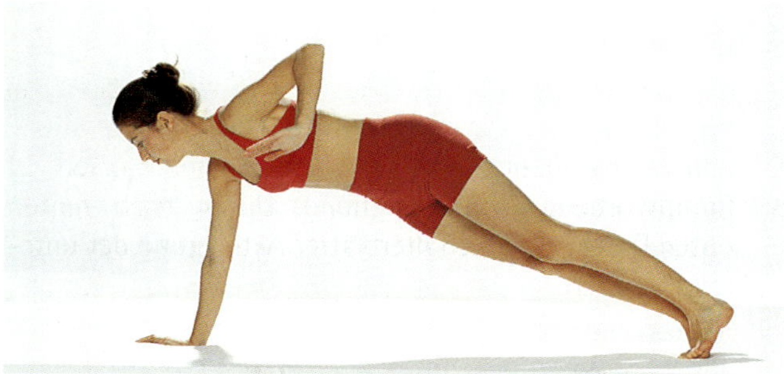

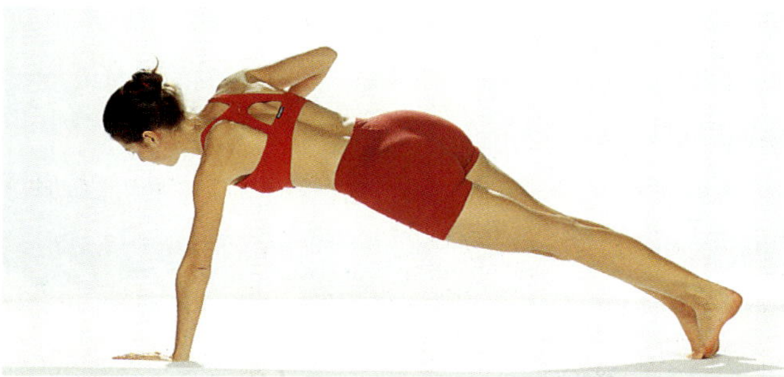

75.

K + B:

Aus dem Liegestütz vorlings, abwechselnd einarmiger Liegestütz, Schulterblätter nach hinten unten drücken.

K: Bauch- Gesäßmuskulatur, Schultergürtel.

B: Rumpfdrehung, Schultergürtel.

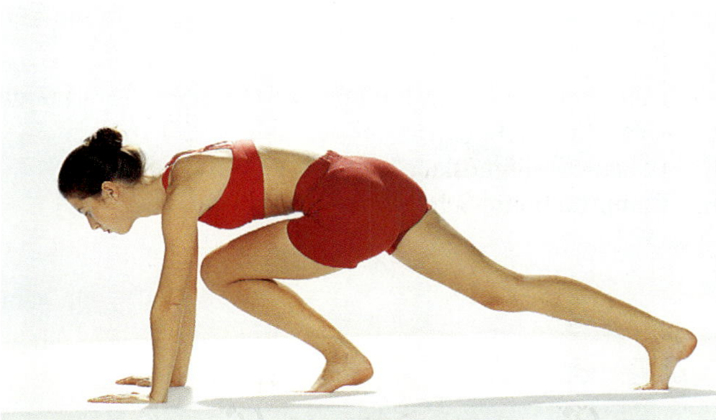

76.
K + B:
Aus dem Liegestütz vorlings abwechselnd ein Bein anhocken.
K: Bauchmuskeln, untere Fixatoren des Schultergürtels.
B: Rumpfvorbeuge, Rumpfdrehung. Durch nach hinten unten Drücken der Schulterblätter Aktivierung der unteren Fixatoren.

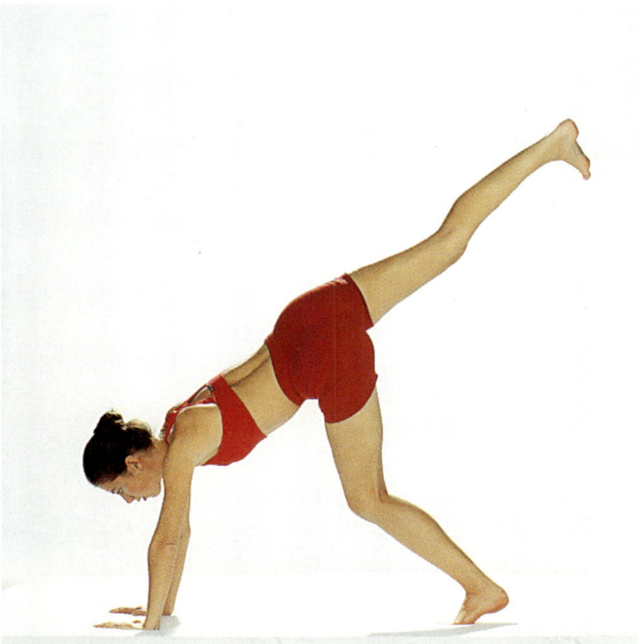

77.
K + B:
Ausgangsposition wie Übung 76, abwechselnd ein Bein nach hinten hoch strecken.
K: Fixatoren des Schultergürtels.
B: Aktivierung der Gesäßmuskulatur.

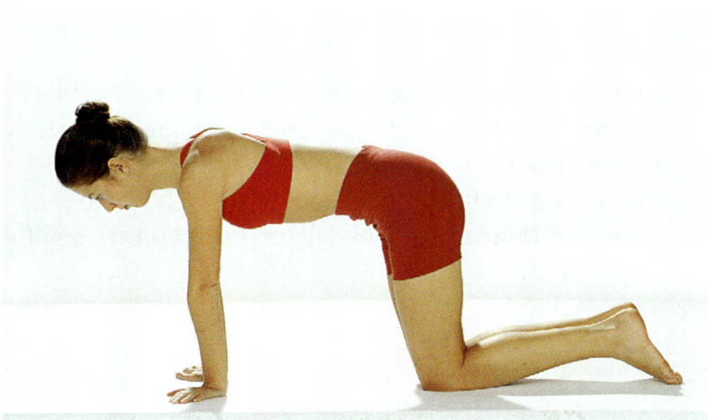

78.
K+ B:
Kniehandstand, Liegestütz, Kopf möglichst weit nach oben schieben.
K: Hintere Fixatoren des Schultergürtels.
B: Stabilisierung des Schultergürtels.

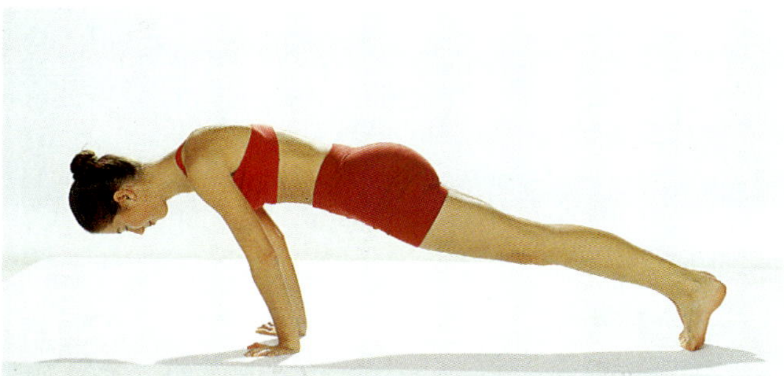

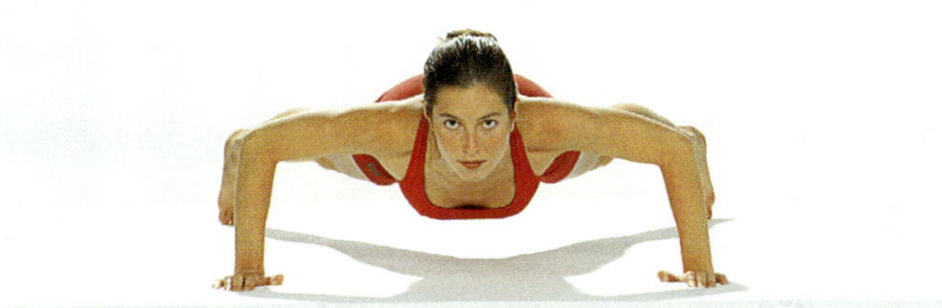

79.
K + B:
Liegestütz vorlings, Beine gegrätscht, Schulterblätter nach hinten unten drücken, langer Hals.
K: Untere Fixatoren des Schultergürtels.
B: Stabilisierung des Schultergürtels.

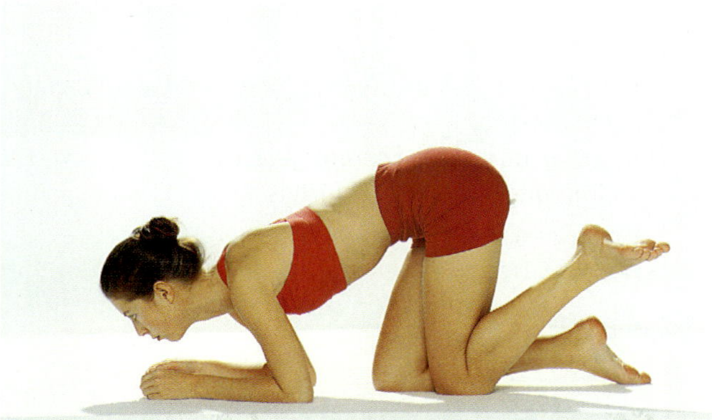

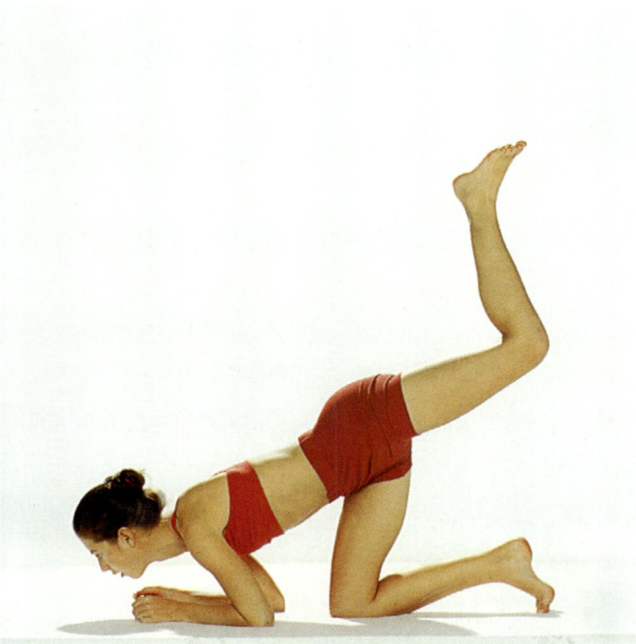

80.

K + B:
In Knie-Ellbogenlage linkes Bein gebeugt, Unterschenkel ausgedreht. Durch Streckung im Hüftgelenk Bein anheben.

K: Großer Gesäßmuskel (elektromyographisch eine der gezieltesten Übungen zur Aktivierung des großen Gesäßmuskels).

B: Beckenstabilisierung, Streckbewegung in der Körpermitte.

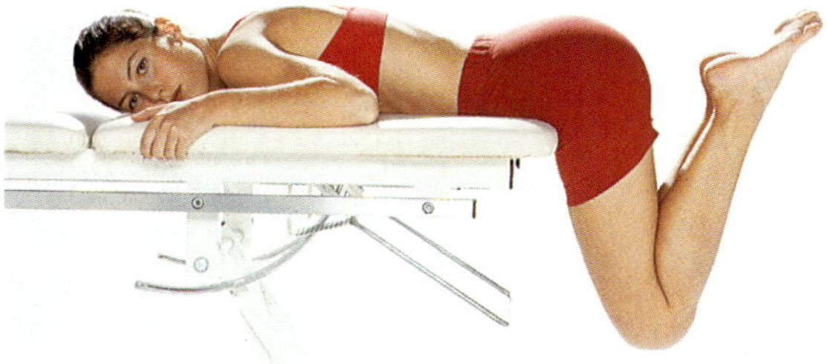

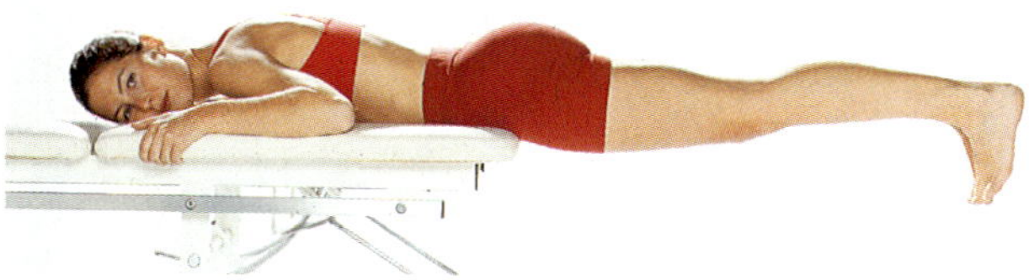

81.

K + B:

Bauchlage auf Tisch, Hände erfassen Tischkante in Kopfhöhe, Beine im Hüft- und Kniegelenk gebeugt, Sprunggelenk gestreckt; danach Streckung im Knie und Hüftgelenk bei gleichzeitiger Beugung im Sprunggelenk. Füße bleiben immer in Tischhöhe.

K: Große Gesäßmuskeln.

B: Zusammenspiel der Beinmuskulatur zur Stabilisierung der Knie - und Sprunggelenke.

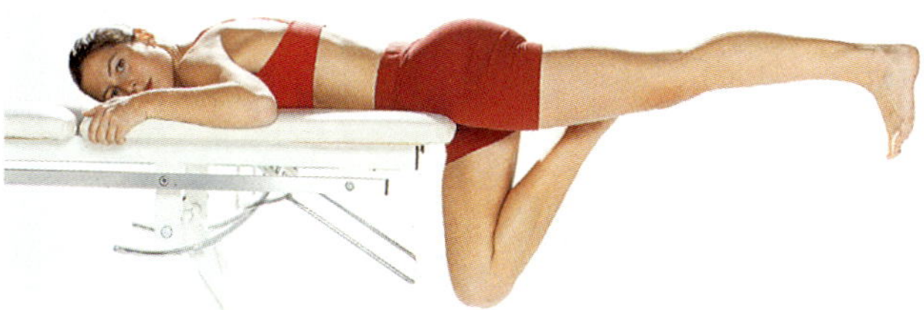

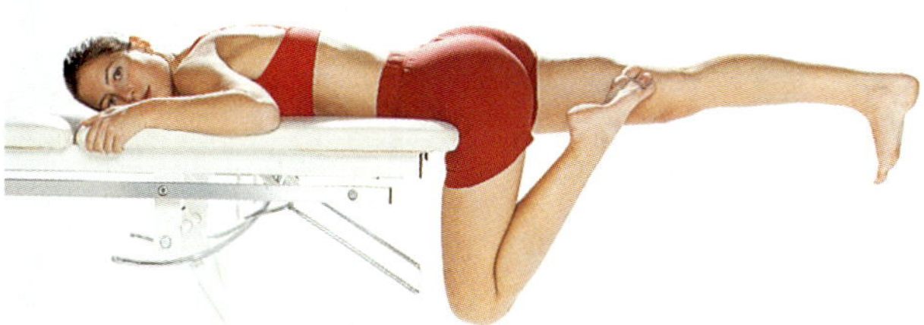

82.

K + B:

Bauchlage auf Tisch, Hände fixieren Oberkörper in Kopfhöhe. Abwechselnd bei Beugung im Knie Sprunggelenk strecken und bei Streckung im Knie Sprunggelenk beugen. Füße bleiben in Tischhöhe.

K: Große Gesäßmuskeln.

B: Zusammenspiel der Beinmuskulatur zur Stabilisierung der Kniegelenke und Verbesserung der Gang- und Laufbewegungsmuster.

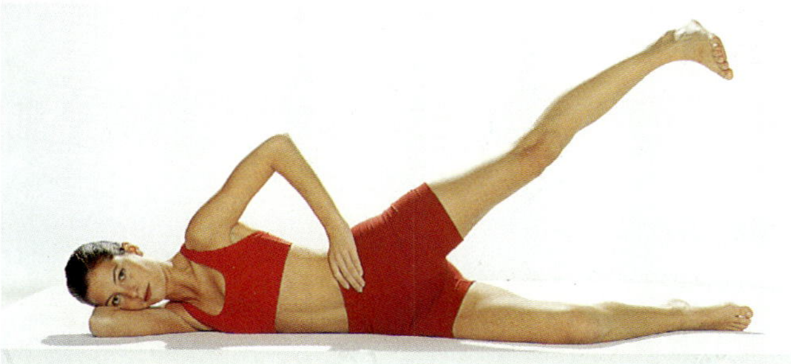

83.
K + B:
Seitenlage, das am Boden liegende Bein leicht abgewinkelt, das andere im Hüft - und Kniegelenk gestreckt und im Sprunggelenk gebeugt, Fuß eingedreht, Heben des Beines.

K: Mittlerer und kleiner Gesäßmuskel.

B: Beckenstabilisation zur Entlastung der Lendenwirbelsäule.

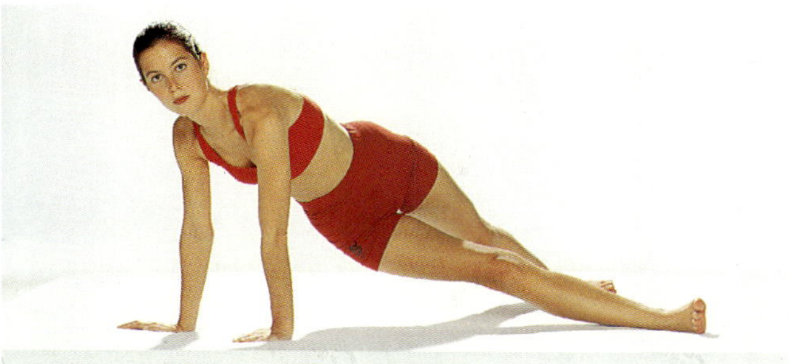

84.
K + B:
Liegestütz seitlings, das obere Bein wird abgespreizt, Hüfte und Knie gestreckt, Sprunggelenk gebeugt und eingedreht.

K: Mittlere und kleine Gesäßmuskeln, hintere Fixatoren des Schultergürtels, breiter Rückenmuskel.

B: Beckenstabilisation zur Entlastung der Lendenwirbelsäule.

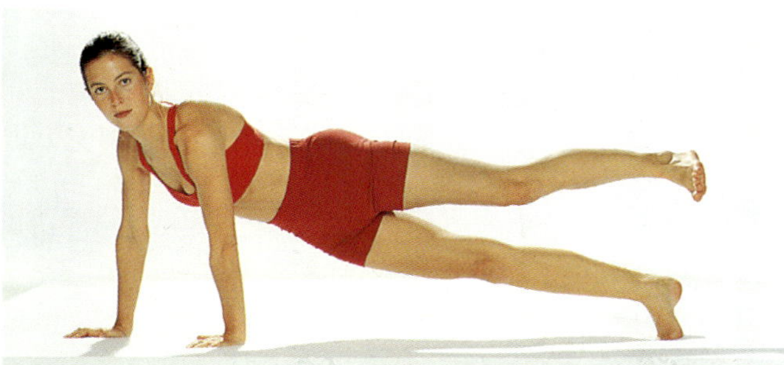

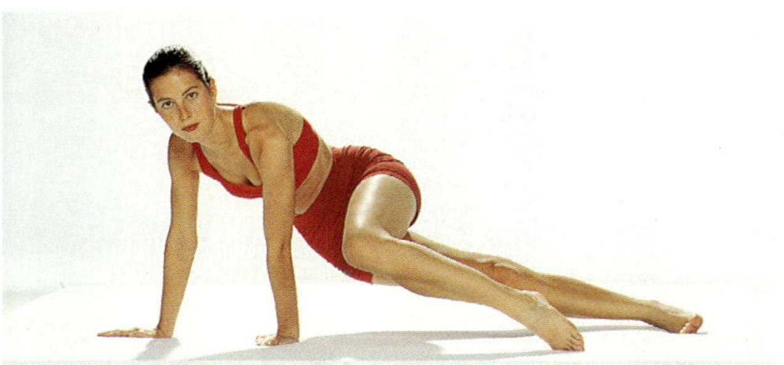

85.
K + B:
Ausgangsposition wie Übung 84, oberes Bein berührt abwechselnd vor und hinter dem Standbein den Boden.

K: Mittlere und kleine Gesäßmuskeln, Fixatoren des Schultergürtels, breiter Rückenmuskel.

B: Beckenstabilisation zur Entlastung der Lendenwirbelsäule.

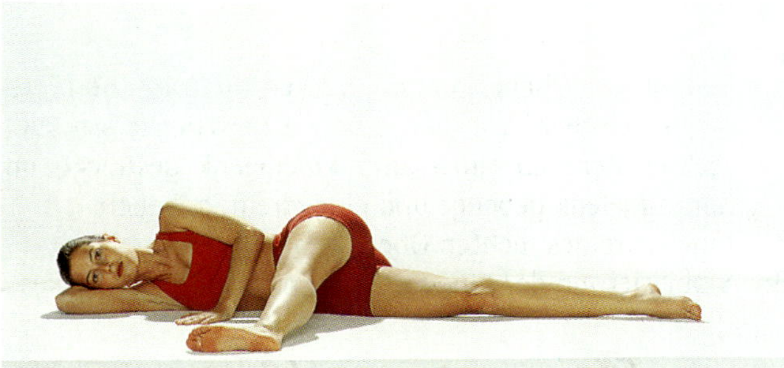

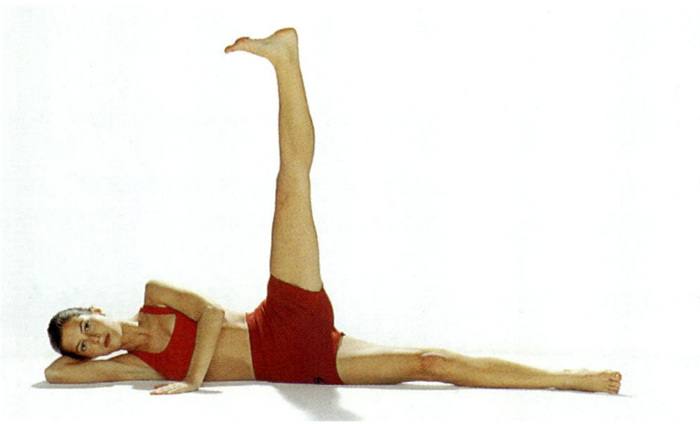

86.

K + B:
In Seitenlage, linkes Bein im Hüftgelenk maximal abgewinkelt, im Knie gestreckt, im Sprunggelenk gebeugt und eingedreht, seitlich abheben.

K: Außenseite des linken Oberschenkels, schräge Bauchmuskulatur, mittlerer und kleiner Gesäßmuskel.

B: Beckenstabilisierung.

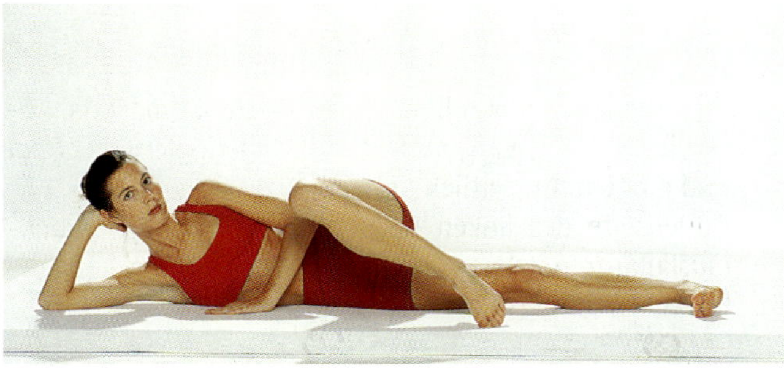

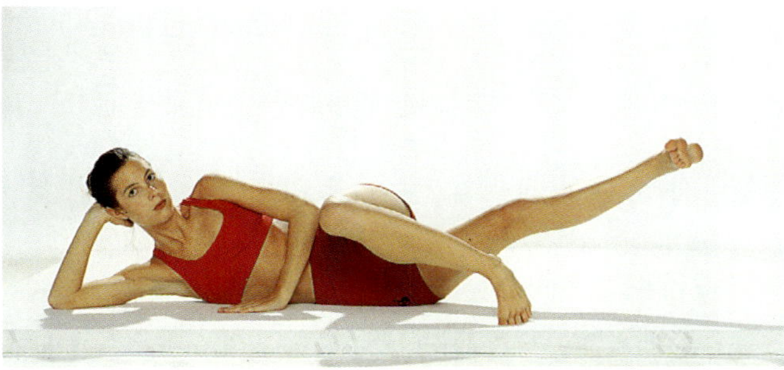

87.

K + B:

Seitenlage, Oberkörper auf rechten Unterarm gestützt, linkes Bein wird vor den rechten Oberschenkel gestellt, rechtes Bein im Hüft- und Kniegelenk gestreckt, im Sprunggelenk gebeugt und eingedreht, anheben.

K: Innenseite des rechten Oberschenkels.

B: Stabilisierung der Innenseite des rechten Kniegelenkes.

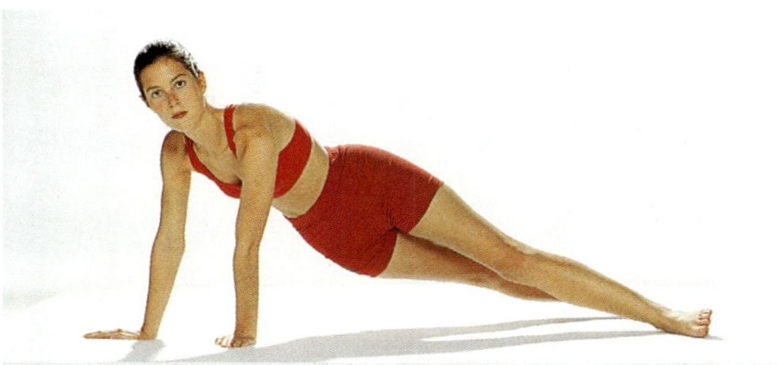

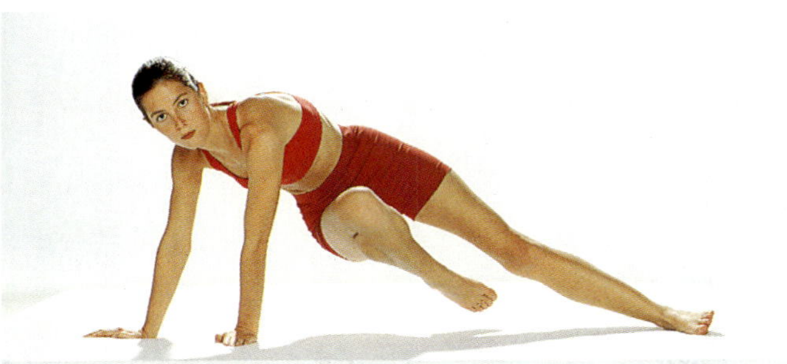

88.

K + B:

Liegestütz seitlings, das untere Bein wird von hinten nach vorne im Knie gebeugt, im Sprunggelenk gestreckt zur gegenüberliegenden Schulter geführt.

K: Gesäßmuskulatur, Bauchmuskulatur, Fixatoren des Schultergürtels, breiter Rückenmuskel.

B: Beckenstabilisation, Rumpfdrehung mit Rumpfvorbeuge und Rumpfrückbeuge.

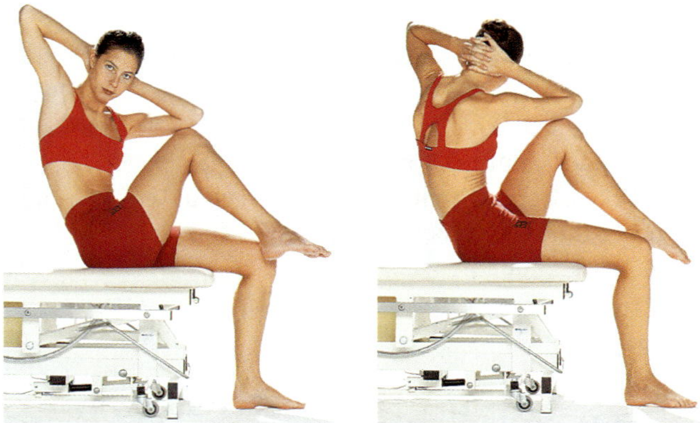

89.
K + B:
Im Sitzen, Hände hinter dem Kopf verschränkt, abwechselnd Ellbogen zum gegenüberliegenden Knie führen.
K: Schräge Bauchmuskulatur.
B: Stabilisierung der Lendenwirbelsäule, Rumpfbeugen und Rumpfdrehen.

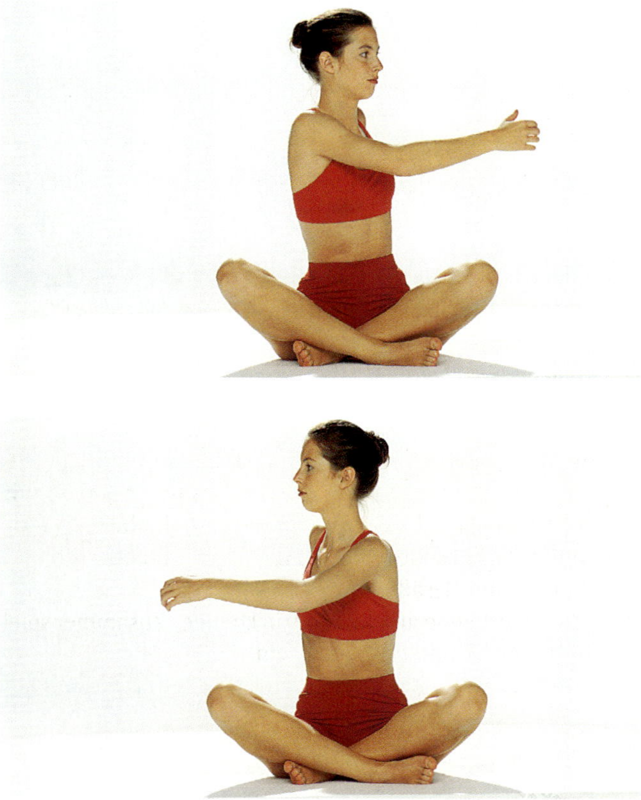

90.
K + B:
Im Sitz Rumpfdrehung.
K: Rumpfmuskulatur, schräge Bauchmuskulatur, Rückenstrecker, untere Fixatoren des Schultergürtels.
B: Rumpfdrehung; durch Sitz Fixation des Beckens.

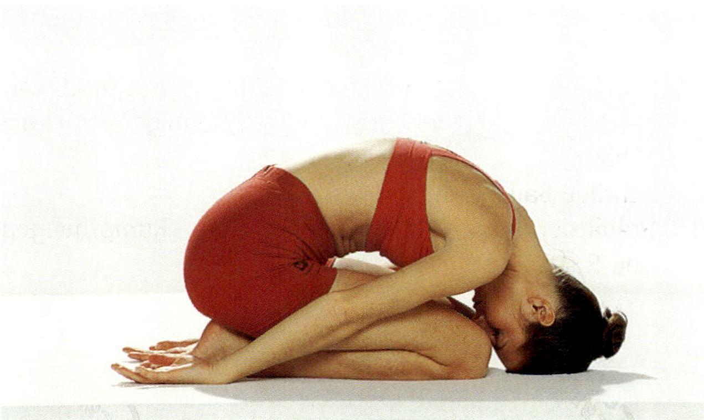

91.

K + B: Aus dem Fersensitz in Rumpfvorbeuge, Daumen innen neben den Füßen, Rumpfrückbeuge Wirbel für Wirbel von unten nach oben mit Führung der Arme streng seitlich, wobei Daumen in Schulterhöhe nach oben und über den Kopf nach hinten zeigen.

K: Rückenstrecker, breiter Rückenmuskel, untere Fixatoren des Schultergürtels.

B: Rumpfrückbeuge, Lendenmuskulatur, Schultergürtel, Arme.

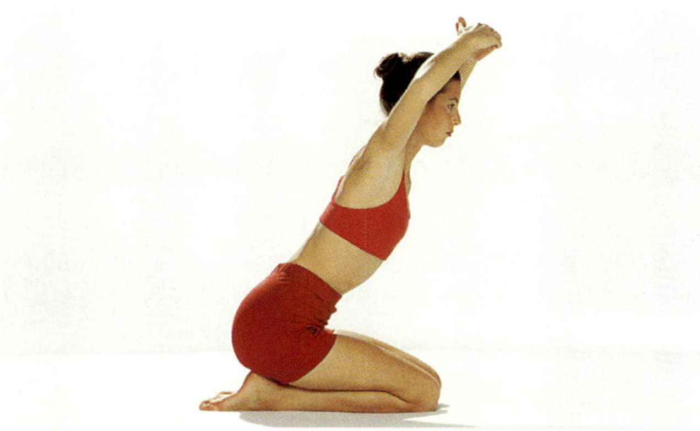

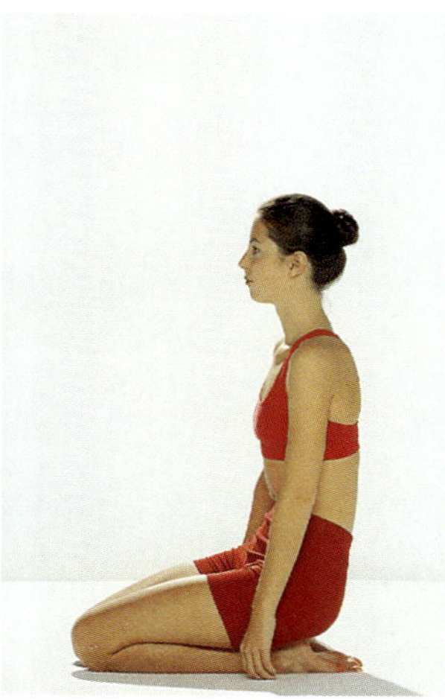

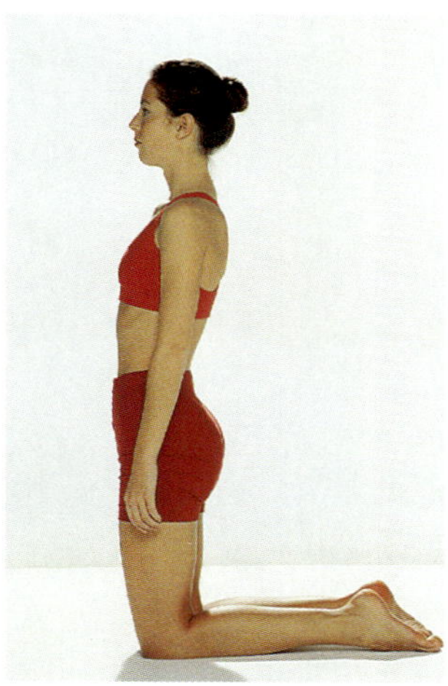

92.

K + B:

Oberkörper bleibt senkrecht, Fersensitz mit Vorwölbung der Lendenwirbelsäule, Aufrichten in den Kniestand mit Anspannen der Gesäßmuskulatur und Höhlung (Lordosierung) der Lendenwirbelsäule.

K: Bauch- und Gesäßmuskeln.

B: Rumpfvorbeuge und Rumpfrückbeuge, Zusammenspiel von Bauch - und Gesäßmuskeln.

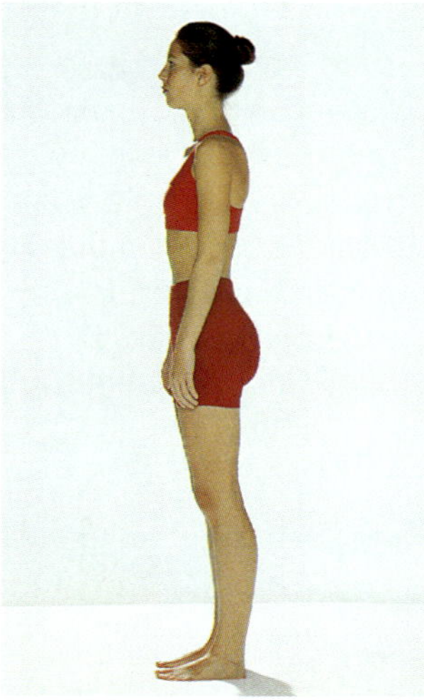
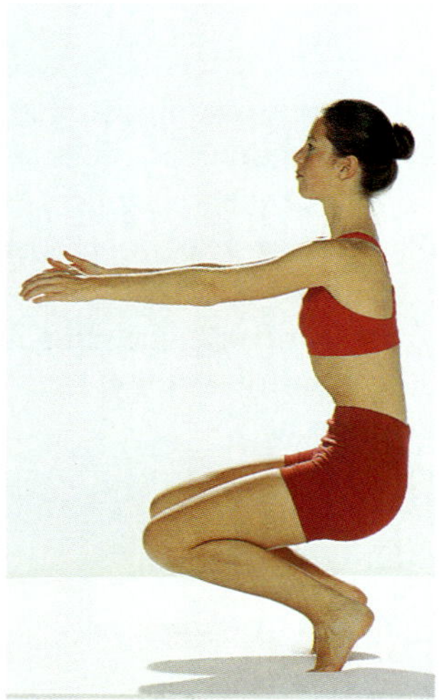

93.

K + B:

Anspannen der Gesäßmuskulatur, tiefe Kniebeuge, Oberkörper bleibt senkrecht mit Aktivierung der Bauchmuskulatur.

K: Bauch-, Gesäß- und Beinmuskulatur.

B: Zusammenspiel von Bauch- und Gesäßmuskulatur.

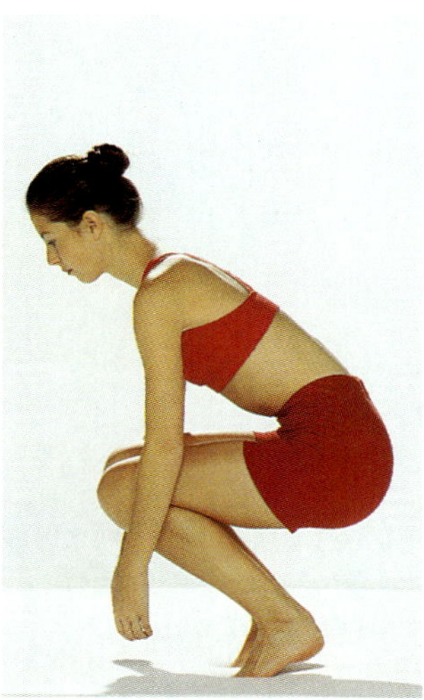
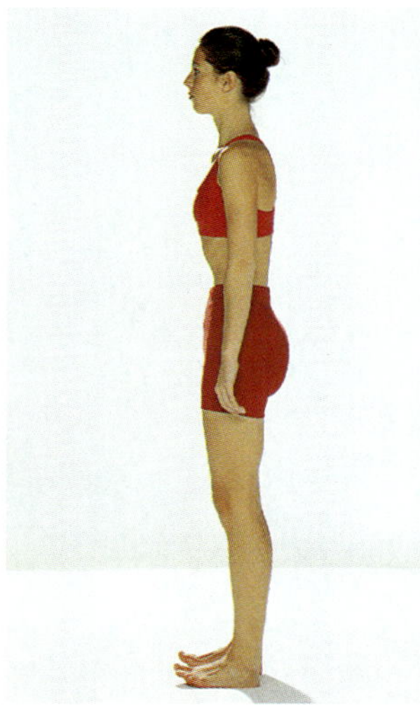

94.

K + B:

Füße parallel, Knie- und Rumpfvorbeuge mit Verlagerung des Gewichtes auf die Fußballen; beim Aufrichten Strecken der Knie und des Rumpfes sowie Beugen im Sprunggelenk, daß das Gewicht entweder auf die gesamte Fußfläche oder zur Erhöhung des Bewegungsumfanges im Sprunggelenk auf die Fersen verlagert wird.

K: Beinmuskulatur, großer Gesäßmuskel, Bauchmuskulatur, Rückenstrecker.

B: Rumpfvorbeuge vom Kopf beginnend Wirbel für Wirbel von oben nach unten bei gleichzeitigem Beugen im Knie und Strecken im Sprunggelenk.

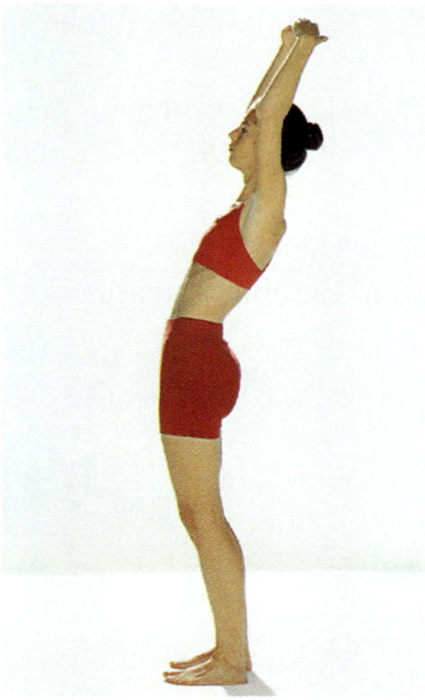

95.

D + K + B:

Kniebeuge wie oben, jedoch beim Aufrichten Arme nach oben strecken.

D: Vordere Fixatoren des Schultergürtels.

K: Beinmuskulatur, großer Gesäßmuskel, Bauchmuskeln, Rückenstrecker, hintere Fixatoren des Schultergürtels.

B: Rumpfvorbeuge, Rumpfrückbeuge, Schultergürtel.

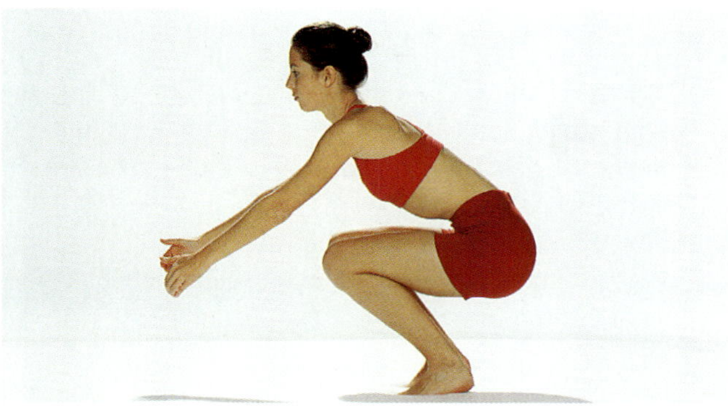

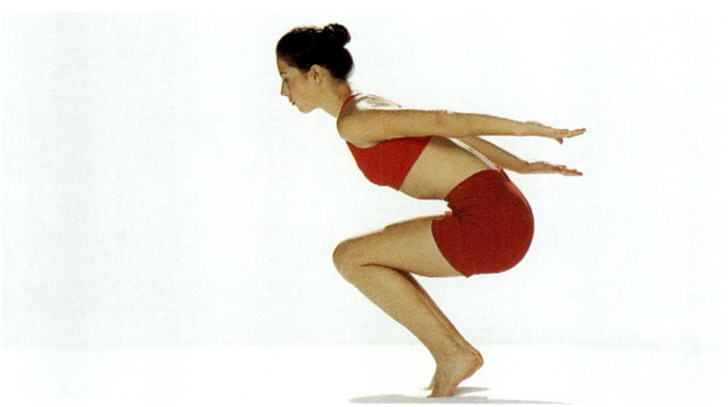

96.

D + K + B:

Kniebeuge, Fersen behalten Bodenkontakt, Arme in Vorhalte, Daumen oben. Strecken und Beugen im Sprunggelenk bzw. Wechsel zwischen Sohlen- und Zehenstand mit Vor- und Rückführen der Arme.

D: Waden.

K: Beinmuskeln, breite Rückenmuskeln.

B: Rotation der Arme.

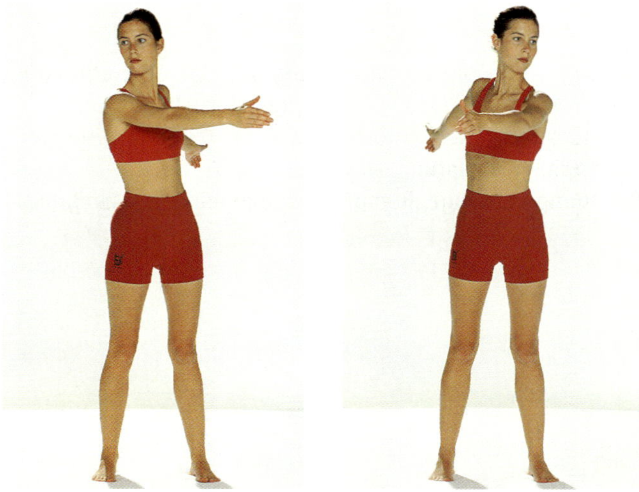

97.

K + B:

Im Stehen Gesäßmuskulatur anspannen, Rumpfdrehungen.

K: Schräge Bauchmuskulatur.

B: Rumpfdrehung.

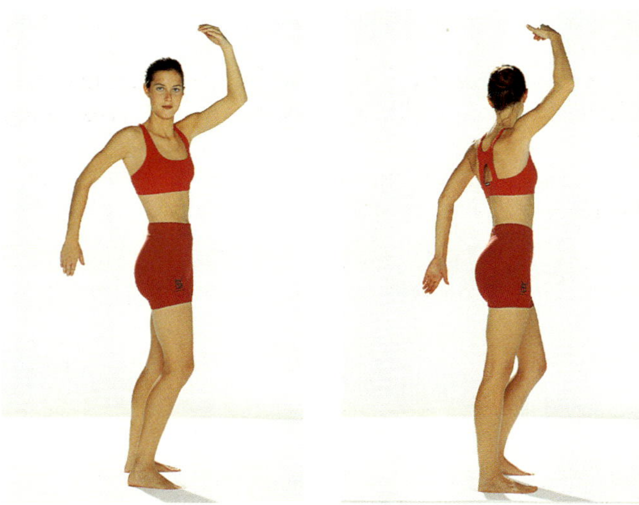

98.

K + B:

Rumpfdrehung, wobei bei Drehung nach rechts die linke Hand streng seitlich nach oben geführt wird und der Daumen in Schulterhöhe nach oben über den Kopf nach hinten zeigt.

K: Hintere Fixatoren des Schultergürtels.

B: Armbewegung, wobei Schulterblatt nicht gehoben werden darf. Rumpfdrehung.

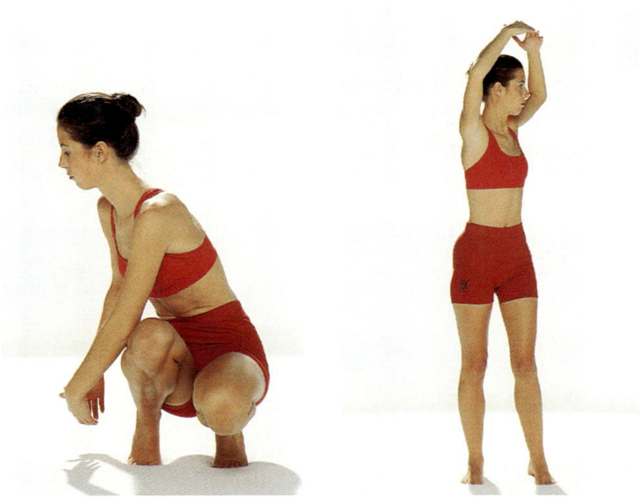

99.
K + B:
Kniebeuge mit Rumpfdrehung, Durchstrecken bis Arme in Hochhalte, Daumen zeigen nach hinten.
K: Rückenstrecker, hintere Fixatoren des Schultergürtels, Gesäßmuskulatur.
B: Rumpfvorbeuge, Rumpfrückbeuge mit Rumpfdrehung.

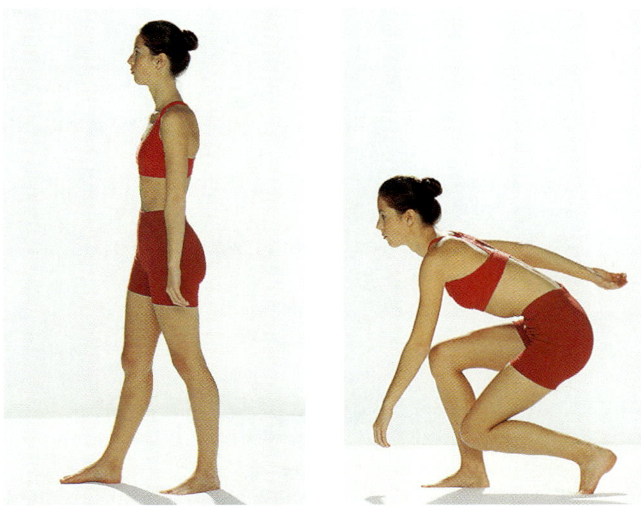

100.
K + B:
Beine in Schrittstellung, Arme anlegen, Kniebeuge.
K: Beinmuskulatur, große Gesäßmuskeln, Rückenstrecker, Bauchmuskulatur.
B: Rumpfvorbeuge mit Rumpfdrehung zum stärker beugenden Bein.

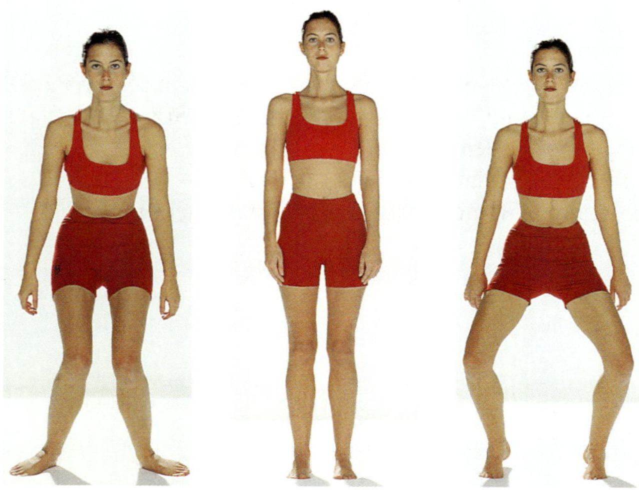

101.

K + B:

Kniebeuge mit eingedrehtem Oberschenkel und ausgedrehtem Unterschenkel d.h. Kniespitzen bleiben innerhalb der Fußspitzen. Hierauf Kniebeuge mit Ausdrehen der Oberschenkel und Eindrehen der Unterschenkel d.h. Kniespitzen bleiben außerhalb der Fußspitzen.

K: Beinmuskulatur, abwechselnd innere und äußere Anteile.

B: Aktivierung der dynamischen Innenseite und der statischen Außenseite der Oberschenkel.

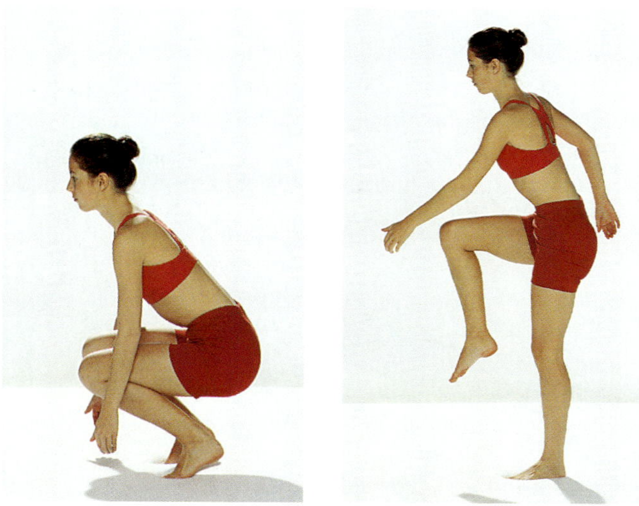

102.

K + B:

Kniebeuge, einbeiniges Aufrichten, das andere Bein wird angehockt mit Rumpfdrehung, sodaß das angehockte Knie zur gegenüberliegenden Schulter zeigt.

K: Beinmuskulatur, Gesäßmuskeln, Rückenstrecker, schräge Bauchmuskulatur.

B: Rumpfvorbeuge und Rumpfdrehung.

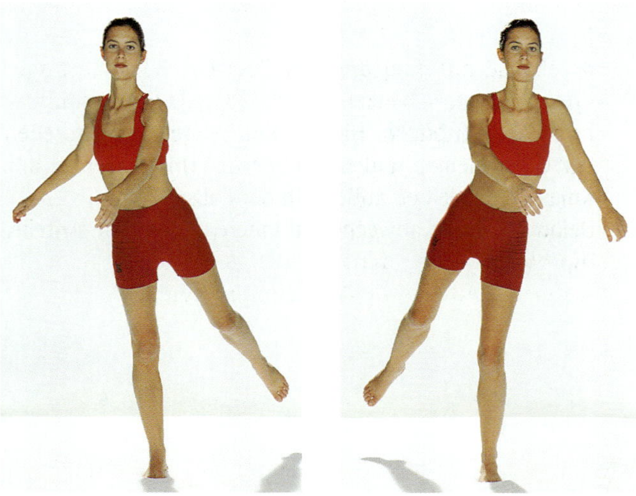

103.

K + B:

Laufen am Stand, wobei man immer am selben Punkt aufspringt und das Spielbein dem Standbein Platz macht, indem es seitlich ausschwingt.

K: Beinmuskulatur, Gesäßmuskulatur.

B: Laufen, Rumpfdrehung, Beckenstabilisierung, .

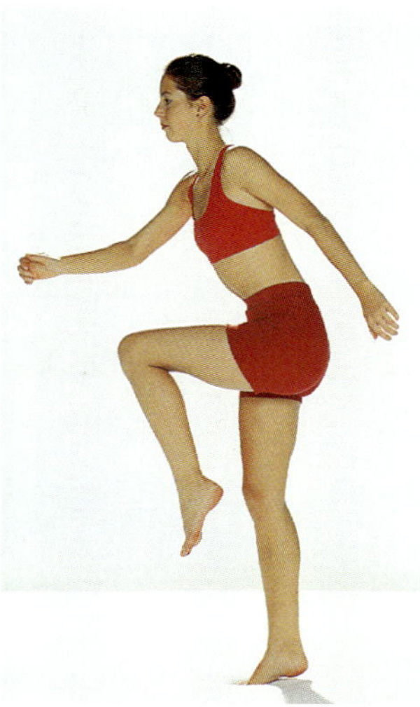

104.

K + B:

Laufen am Stand mit abwechselndem Hochziehen des Knies zur gegenüberliegenden Schulter.

K: Beinmuskulatur, Gesäßmuskulatur, Bauchmuskulatur.

B: Laufen, Rumpfdrehung .

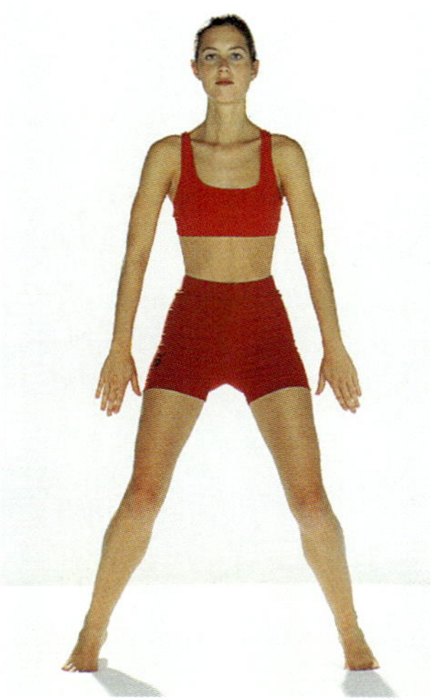
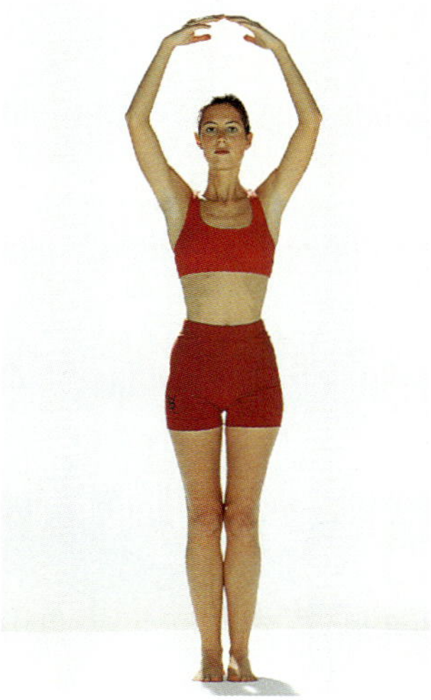

105.
K + B:
Hampelmannspringen, Ausgangsstellung, leichte Rumpfvorbeuge, Beine gegrätscht, Daumen am Oberschenkel. Im Sprung Strecken des Rumpfes und der Beine. Arme werden seitlich so geführt, daß Daumen in Schulterhöhe nach oben und über den Kopf nach hinten zeigen.
K: Beinmuskulatur, hintere Fixatoren des Schultergürtels.
B: Rumpfvor- und Rumpfrückbeuge mit Armbewegung.

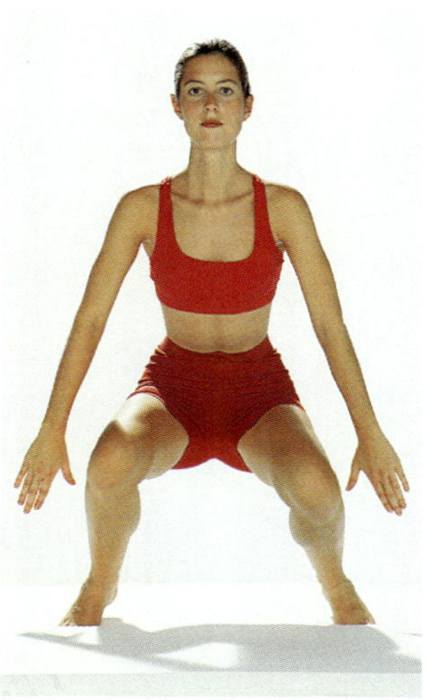
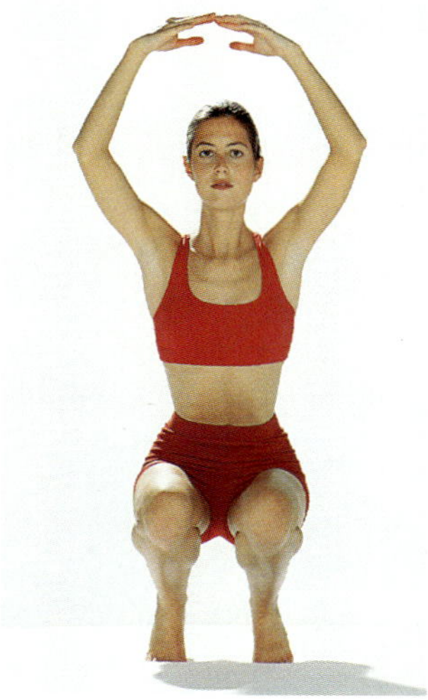

106.
K + B:
Hampelmannspringen in tiefer Hocke, sonst wie Übung 105.
K: Beine, Bauchmuskulatur, Rückenstrecker.
B: Rumpfvor- und Rumpfrückbeuge mit Armbewegung.

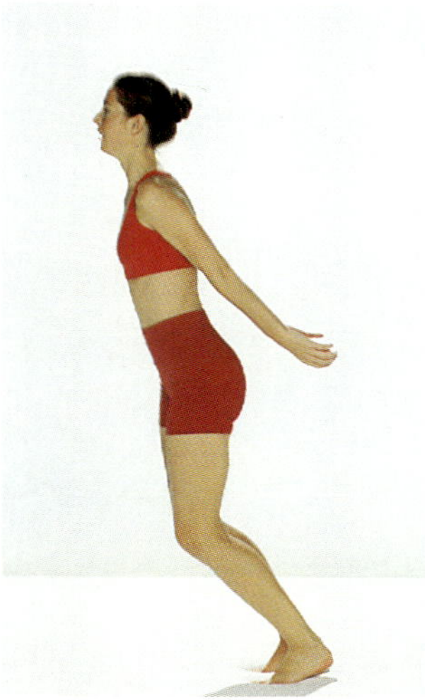
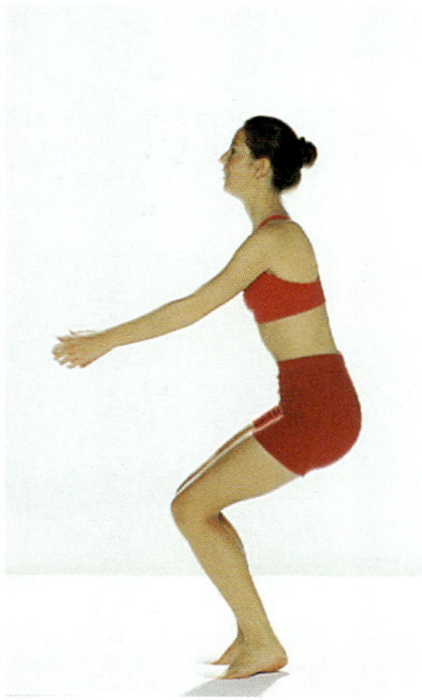

107.
K + B:
Beidbeiniges Vor- und Zurückspringen.
K: Beinmuskulatur.
B: Springen, Zusammenspiel von Bauch- und Gesäßmuskulatur.

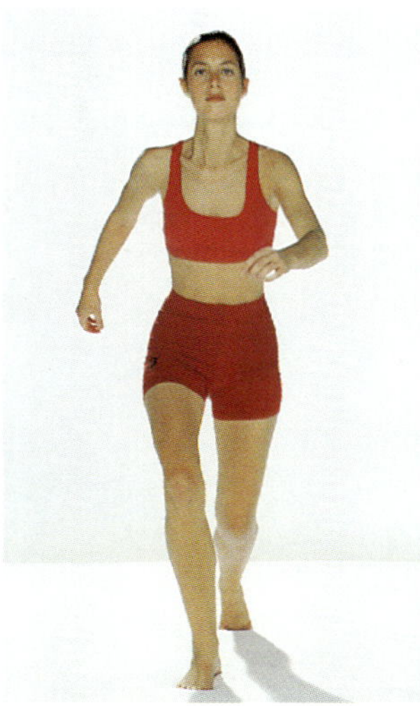

108.
K + B:
Schrittwechselsprung.
K: Beinmuskulatur, Rumpfmuskulatur.
B: Laufen, Gleichgewicht, Rumpfdrehung.

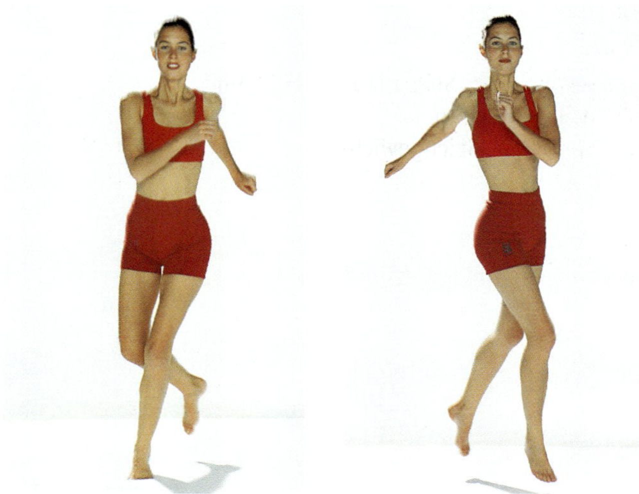

109.

K + B:
Schrittsprünge am Stand mit Betonung der Rumpfdrehung.

K: Beinmuskulatur, Gesäß- und Bauchmuskulatur.

B: Springen mit Betonung der Rumpfdrehung.

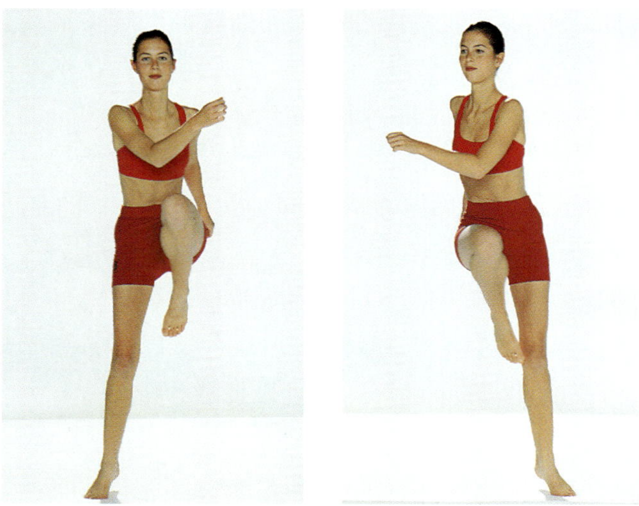

110.

K + B:
Seitspringen am Stand mit Hochziehen des Knies zur gegenüberliegenden Schulter.

K: Beinmuskulatur, Bauchmuskulatur.

B: Laufen, Gleichgewicht, Rumpfdrehung.

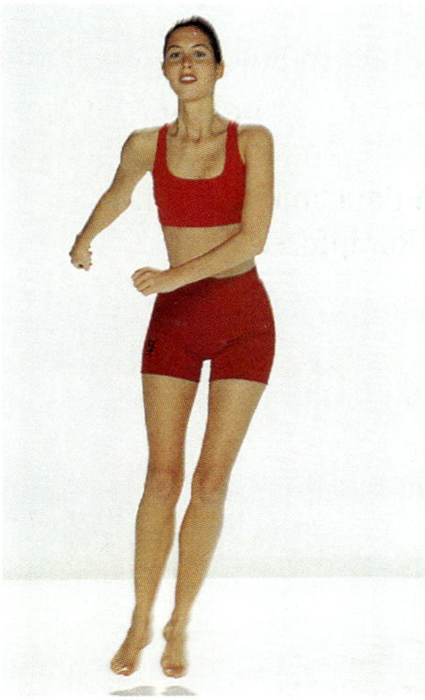
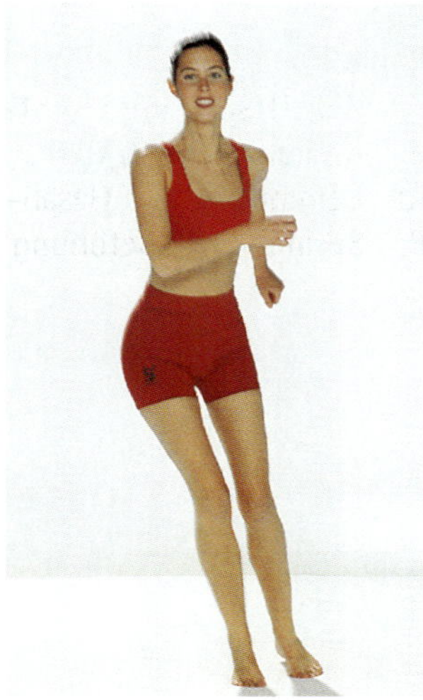

111.

K + B:

Beidbeiniges Seitspringen am Stand.

K: Beinmuskulatur.

B: Springen, Gleichgewicht.

VI. SELBSTMOBILISATION

Die Selbstmobilisation dient zur Behandlung von Bewegungseinschränkungen und schmerzhaften Blockierungen.

Bei Mobilisationsübungen werden weder Muskelgruppen gedehnt oder gekräftigt noch Bewegungen geschult. Sie werden daher nicht regelmäßig in ein Training eingebaut, sondern nur bei Bedarf zur Wiederherstellung von Gelenksbeweglichkeiten vor allem an der Wirbelsäule durchgeführt.

Ein Gelenk funktioniert wie eine Schublade. Es ist für bestimmte Bewegungsrichtungen gebaut und hat darüber hinaus in andere Bewegungsrichtungen ein bestimmtes Gelenksspiel. Wie eine Schublade steckenbleiben kann, kann auch ein Gelenk blockieren. Gekennzeichnet ist diese Blockierung durch Bewegungseinschränkung in anatomischer Richtung sowie durch den Verlust des Gelenksspieles.

Die steckengebliebene Schublade lockern wir durch Rütteln - das blockierte Gelenk durch Mobilisation.

Wie es an einer funktionierenden Schublade falsch wäre zu rütteln, so sollen auch Mobilisationsübungen nur bei Bewegungseinschränkungen, die manchmal schmerzhaft sind, durchgeführt werden (Hexenschuß etc.).

Sowohl im Training als auch im Alltag treten häufig Blockierungen in der Wirbelsäule auf, was die Notwendigkeit ergibt, das DKB-System durch gezielte Selbstmobilisationsübungen zu ergänzen. Das DKB-System ist die Basis für gezielte Gymnastik und Bewegungstherapie und wird daher nicht nur zur Prävention, sondern auch zur Behandlung von Schmerzen am Bewegungsapparat verwendet.

Dieses Kapitel leitet über in **therapeutische Gymnastik** und sollte unter Kontrolle eines Arztes und unter Anleitung eines ausgebildeten Therapeuten vorgenommen werden. Trotzdem erscheint es uns zweckmäßig, die wichtigsten gezielten Selbstmobilisationsübungen der Wirbelsäule anzuführen.

Mobilisationsübungen müssen exakt und in 5 - 10 Wiederholungen ausgeführt werden.

Beweglichkeitstest für die Halswirbelsäule:
Um herauszufinden, ob die Ursache für Kopfschmerzen, Schulter - oder Armbeschwerden auf die Wirbelsäule zurückzuführen ist, kann man die Funktion testen. Man überprüft die Beweglichkeit und achtet bei der Kopfdrehung
a) auf die Asymmetrie rechts und links, und
b) auf das sog. Endgefühl d.h., ob der Anschlag bei maximaler Drehung hart und schmerzhaft oder weich und elastisch ist.

1. Störung der oberen Halswirbelsäule:
Einschränkung der Kopfdrehung in maximaler Vorbeuge (= Ursache für Kopfschmerzen).

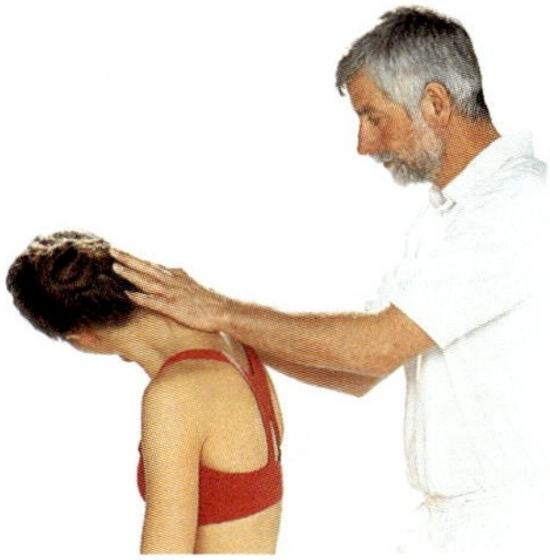

2. Störung der mittleren Halswirbelsäule:
Einschränkung der Kopfdrehung in Normalstellung (Ursache für Kopfschmerzen, Schulter- Armbeschwerden).

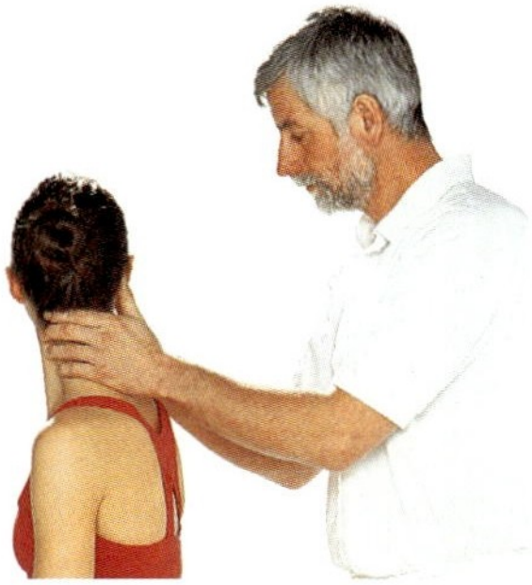

3. Störung der unteren Halswirbelsäule:
Einschränkung der Drehung in maximaler Rückbeuge (Ursache für Schulter- und Armbeschwerden).

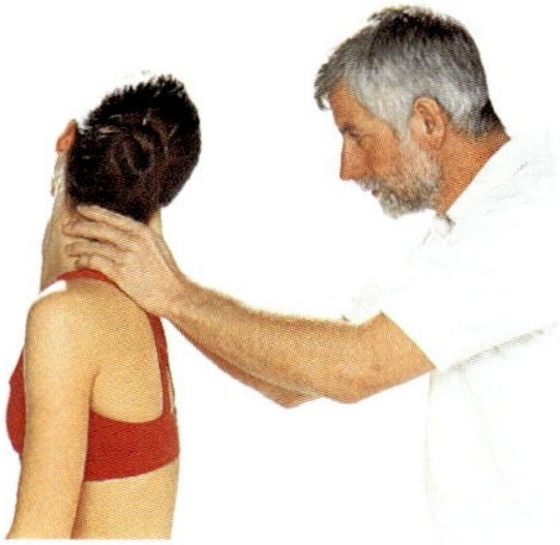

Obere Halswirbelsäule

Kopf nach links bis zum Anschlag drehen und kurz nicken.

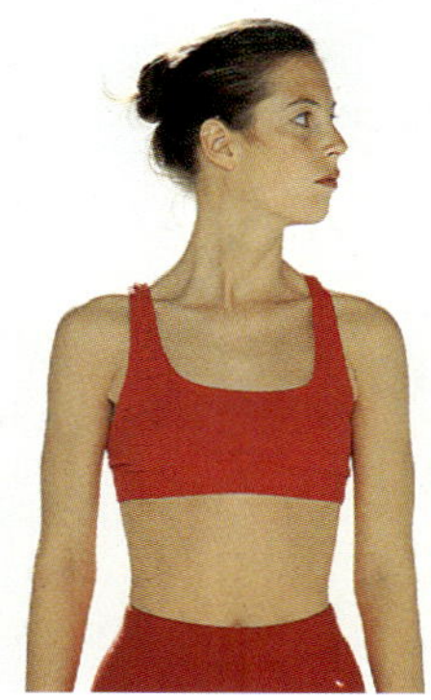

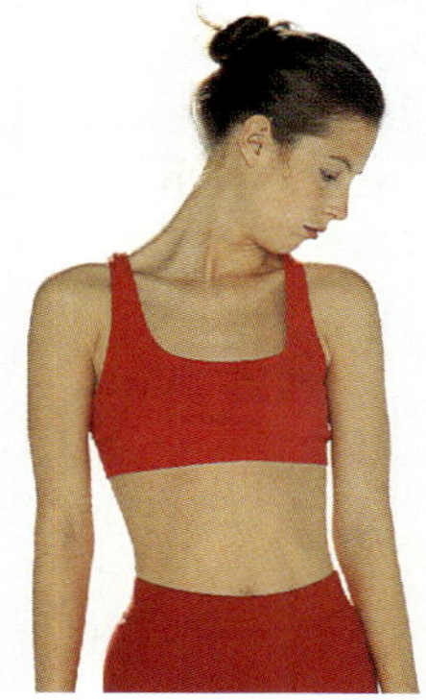

Kopf nach rechts bis zum Anschlag drehen und kurz nicken.

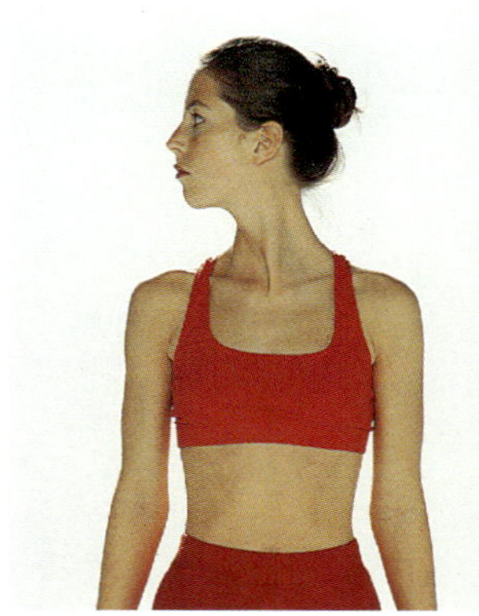

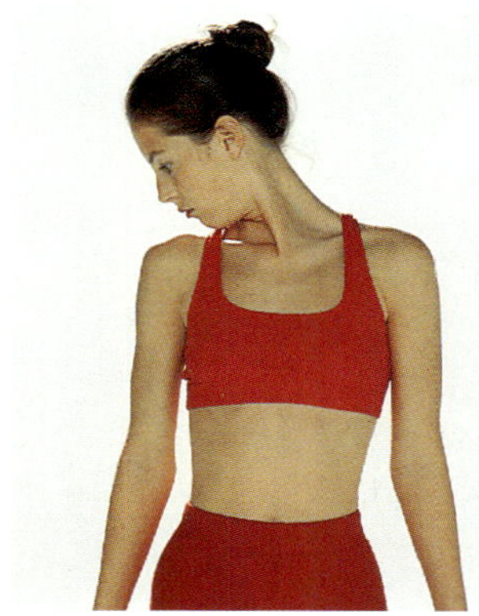

Kopf vorbeugen und locker hängen lassen, mehrmaliges Drehen des Kopfes nach rechts und links.

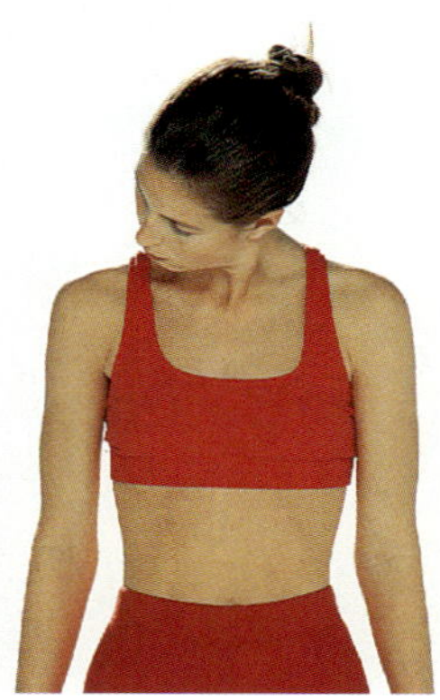

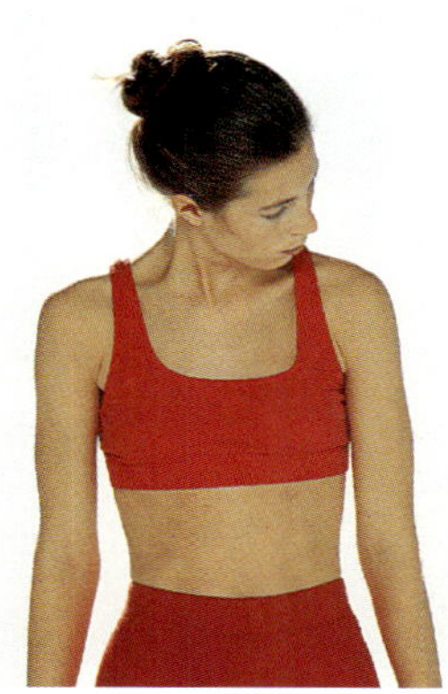

Untere Halswirbelsäule

Kopf drehen, gleichzeitig gegenläufige Armdrehungen, Blick immer zu der Hand, deren Daumen nach unten zeigt.

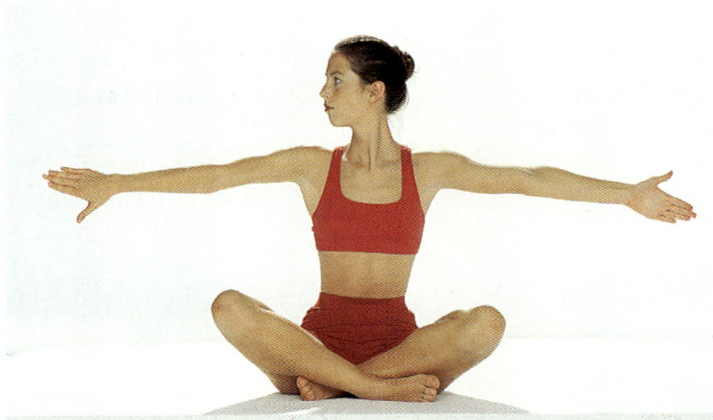

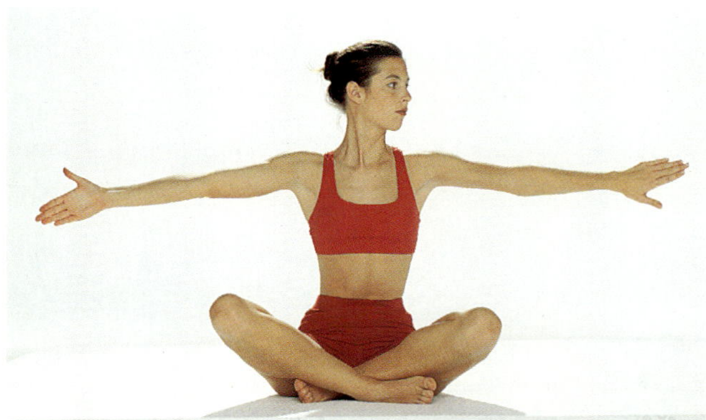

Vor- und Zurückschieben des Kopfes, wobei Augen einen Punkt in Kopfhöhe fixieren.

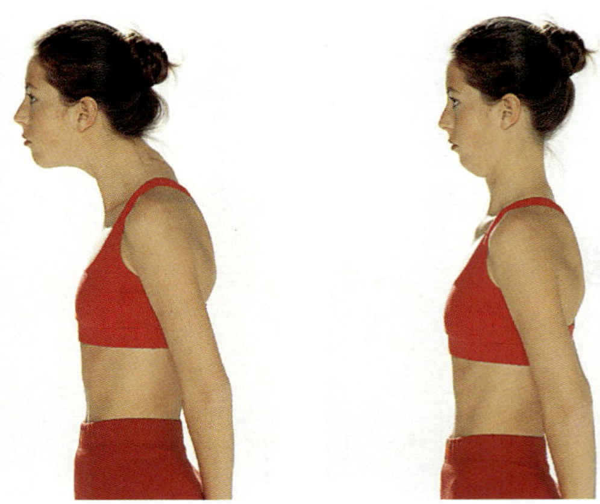

Obere Brustwirbelsäule

Im Stehen oder Sitzen, Hände im Nacken verschränkt, Rumpf langsam nach links drehen und dann kurz nach rechts seitneigen.

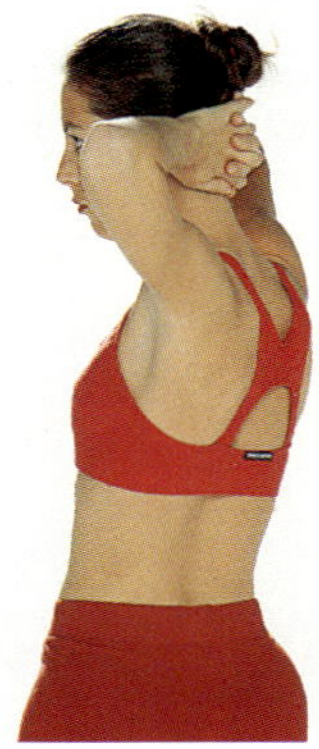

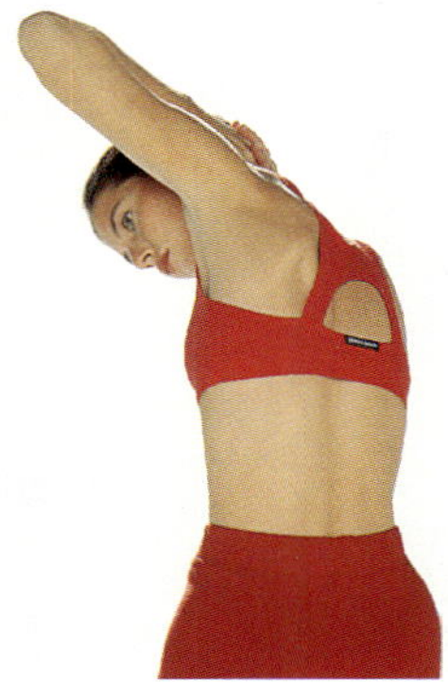

Dieselbe Übung mit Drehung nach rechts und Seitneigung links.

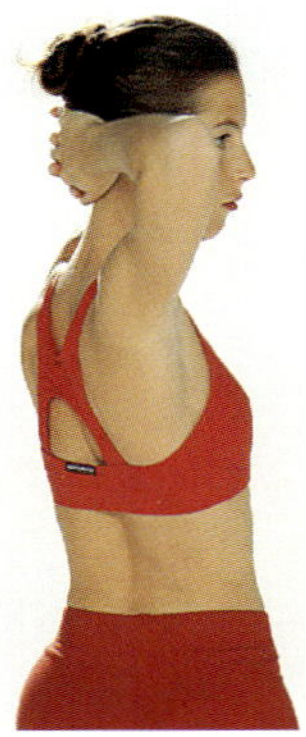

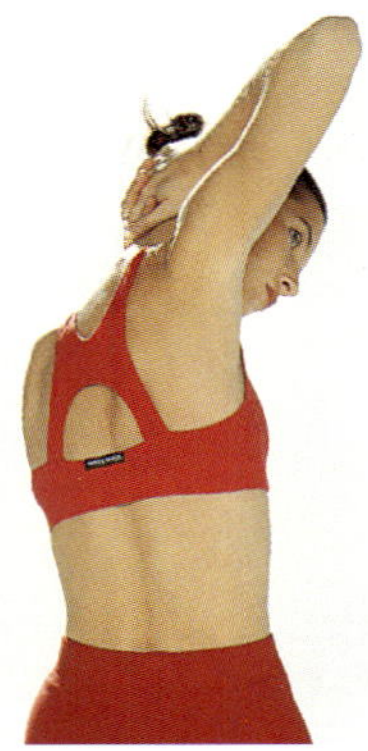

Knie- Ellbogenstand, Wirbelsäule durchhängend in Lordose. Langsames mehrmaliges Vorwölben in Kyphose (Pferderücken, Katzenbuckel).

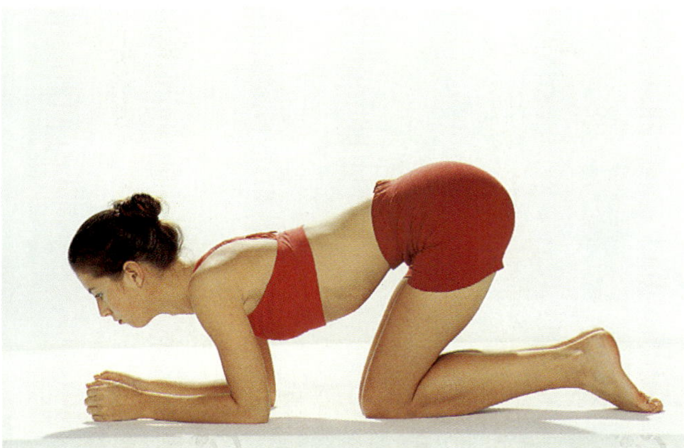

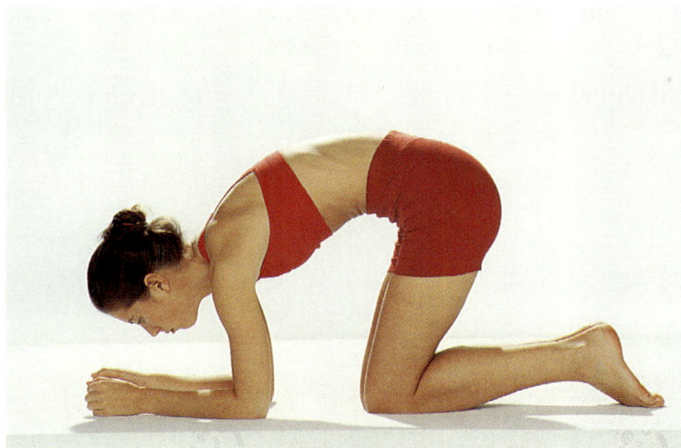

Untere Brustwirbelsäule

Hände im Nacken verschränken, Oberkörper nach rechts und links schieben, wobei Schultergürtel waagrecht bleibt.

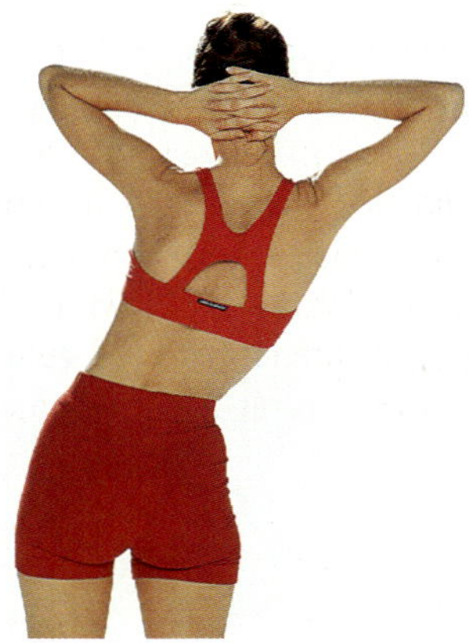

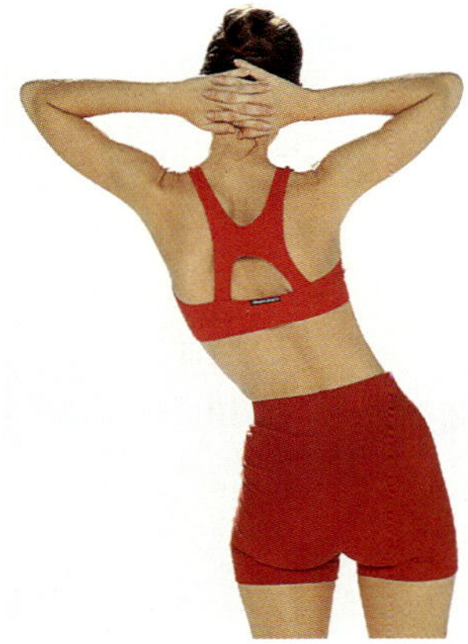

Kniehandstand, abwechselnd Hohlkreuz, Rundrücken machen (Pferderücken, Katzenbuckel).

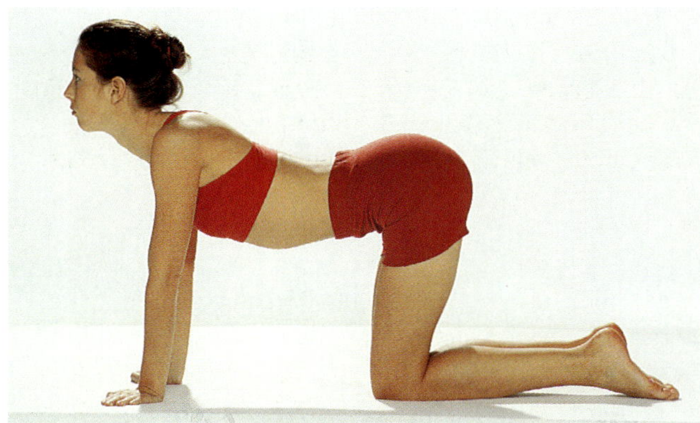

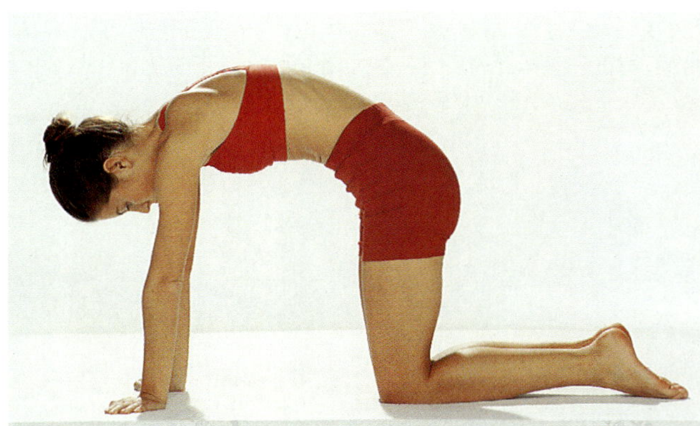

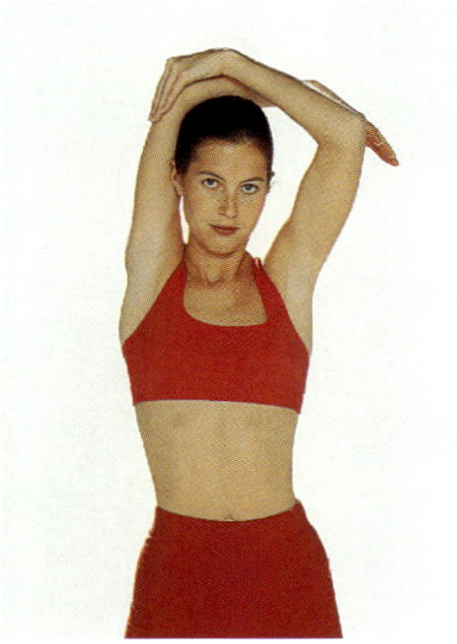

Oberer Brustkorb

Rechten Arm im Ellbogen gebeugt über den Kopf heben. Druck des rechten Ellbogens nach rechts gegen fixierende linke Hand bzw. gegen Wand. Dann wird in den rechten Brustkorb zum Heben und Senken der Rippen mehrmals tief eingeatmet.

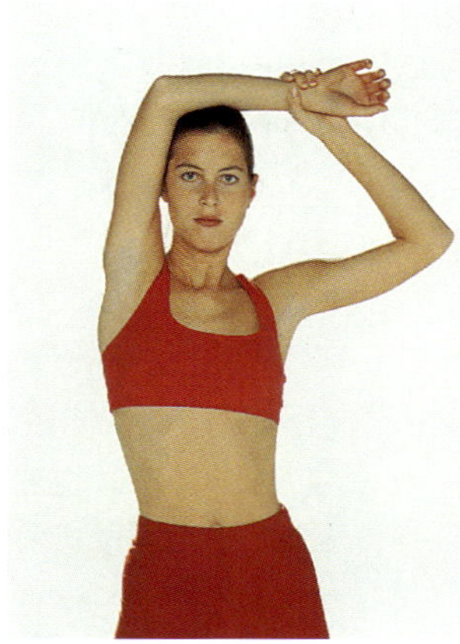

Unterer Brustkorb

Wie oben, mit Fixierung am Handgelenk mehrmals in den rechten Brustkorb zum Heben und Senken der Rippen tief ein- und ausatmen.

Obere Lendenwirbelsäule

Seitlage, unteres Bein gestreckt, oberes gebeugt. Drehung des Oberkörpers und Kopfes zur Gegenseite. Gleichmäßiger Zug der Hand gegen das nach unten drückende Knie (10 Sekunden in mehreren Wiederholungen mit Seitenwechsel).

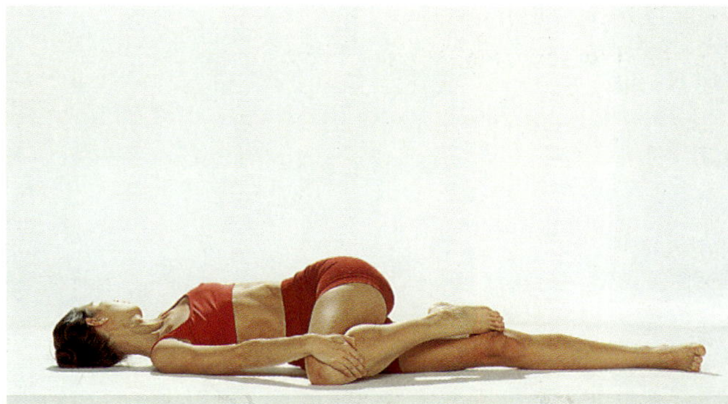

Untere Lendenwirbelsäule

Übung wie oben, nur mit Druck der Hand gegen das nach oben drückende Knie (10 Sekunden in mehreren Wiederholungen mit Seitenwechsel).

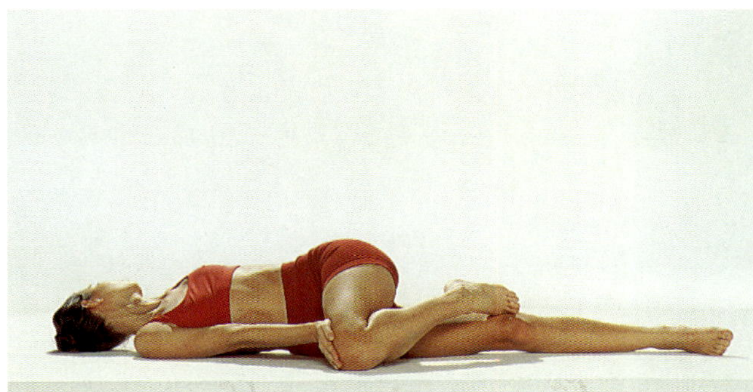

Beweglichkeitstest für das Kreuz- Darmbeingelenk

Die Kreuz- Darmbeingelenksblockierungen mit reflektorischer Verspannung der tiefen Beckenmuskulatur erkennt man sehr oft an einer Abspreizhemmung der Hüfte. Als Test wird ein Bein aufgestellt und seitlich abgespreizt. Man überprüft die Abspreizung und achtet dabei

a) auf die Asymmetrie rechts und links,

b) auf das sogenannte Endgefühl d.h., ob der Anschlag bei maximaler Abspreizung hart und schmerzhaft oder weich und elastisch ist.

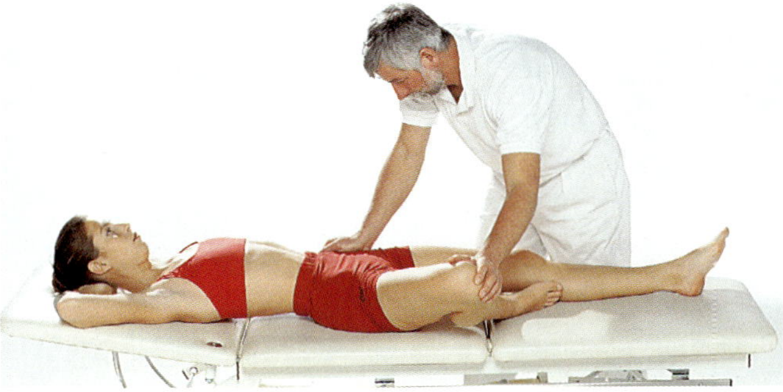

Kreuz- Darmbeinglenk (Beckenring)

Knie-Ellbogenlage, das rechte Knie auf Polster oder Bettrand, wobei linker Fuß über den rechten gelegt wird, sodaß das linke Knie frei herabhängt. Durch paralleles Heben und Senken des linken Kniegelenkes erfolgt die Lockerung des Beckenringes mit Mobilisation der Kreuz- und Darmbeingelenke.

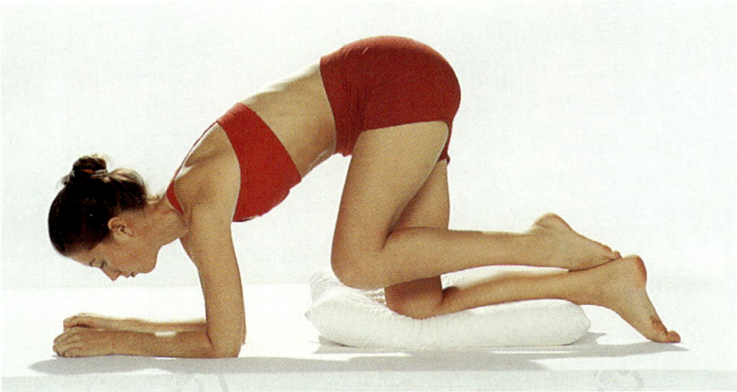

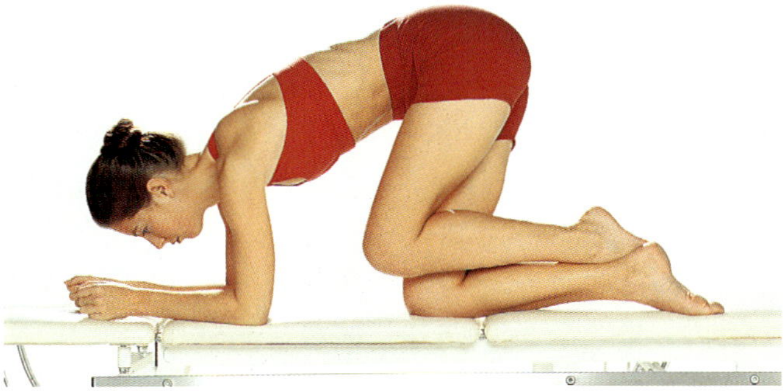

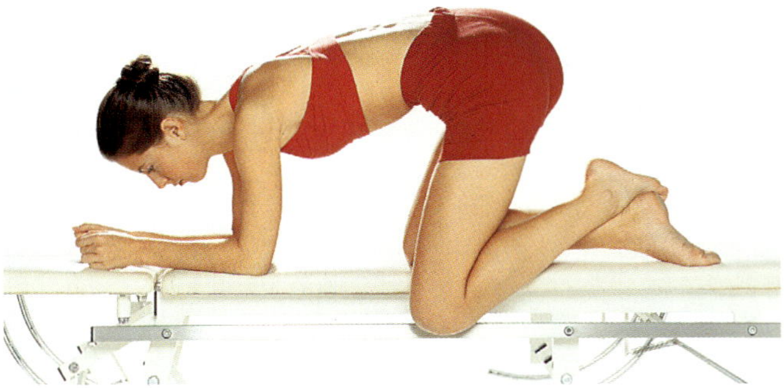

Hüftgelenke

Bauchlage, Knie gebeugt. Durch Ein- und Ausdrehen der Oberschenkel im Hüftgelenk Lockerung der Hüften.

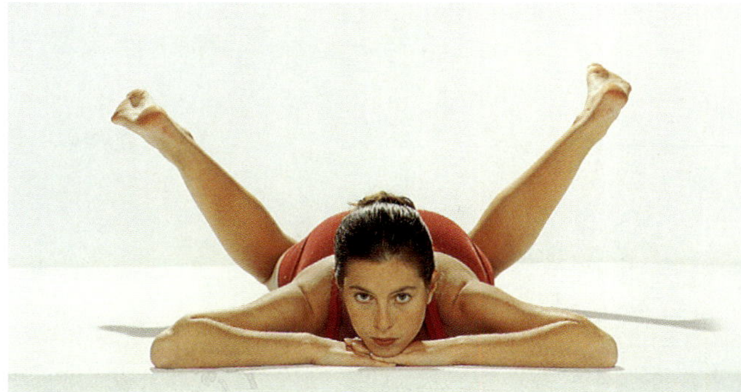

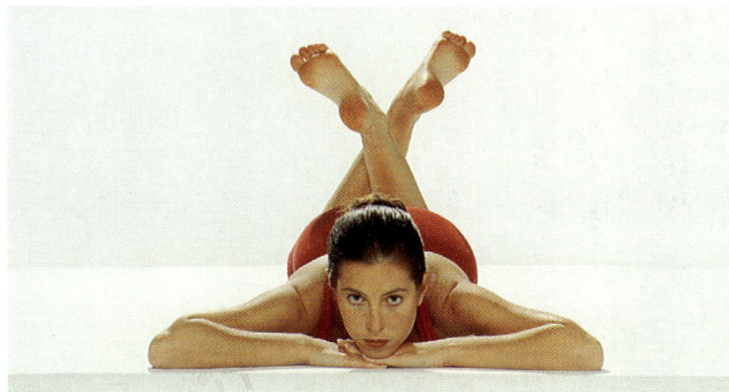

VII. HALTUNG, SYMPTOM DER BEWEGUNG

Die Definition der Haltung konnte bis heute nicht übereinstimmend und endgültig formuliert werden. Allen Definitionen wird der Vorwurf der einseitigen Betrachtungsweise gemacht, weil die Autoren von verschiedenen Gesichtspunkten her das Erscheinungsbild des Individuums begründen. **"Wagenhäuser"** bezeichnet Haltung als das Ergebnis einer artspezifischen Anpassung des Menschen an die funktionellen Anforderungen, welche durch den aufrechten Stand und Gang gegeben sind.
In ähnlicher Weise betrachtet **"Schede"** die menschliche Haltung als Ausdruck des Kampfes zwischen Schwerkraft und Aufrichtungsbedürfnis. **"Taillard"** bezeichnet eine Haltung als normal, wenn sie mit einem Minimum an Energieverbrauch, bei minimaler aktiver Betätigung der statischen Muskulatur, ohne Überbeanspruchung der Bänder und ohne erzwungene Stellung eines oder mehrerer Segmente des Bewegungsapparates erfolge.
"Basmajian" sieht die Haltung als Balanceakt und belegt seine Auffassung mit elektromyographischen Untersuchungen. In der Literatur finden sich viele Erklärungen für das Phänomen der menschlichen Haltung, wobei von den meisten Autoren auch die psychische Komponente betont wird, was in der Formulierung **"Haltung ist Ausdruck des Ichs"** gipfelt. Aus Mangel an orthopädischen Vorkenntnissen verwechseln manche Autoren das orthopädische Symptom Haltungsfehler mit der Körpersprache.

Unabhängig davon sind den Definitionen zwei Dinge gemeinsam:
1. Haltung ist ein Symptom.
2. Haltung ist reversibel.

Haltungsfehler sind aktiv korrigierbare Fehlhaltungen und daher Symptom einer Muskelfunktionsstörung.

Formfehler sind knöchern fixierte Formabweichungen des Bewegungsapparates und können daher aktiv, muskulär nicht ausgeglichen werden.

Haltungsturnen heißt nach Diagnose der Muskelfunktionsstörung gezielte Dehnung verkürzter Muskelgruppen, gezielte Kräftigung abgeschwächter Muskelgruppen und Schulung der Bewegung. Zur Therapie der Formfehler bedarf es zusätzlich einer auf das Leiden individuell abgestimmten Krankengymnastik wie z. B. Atemtherapie, Skolioseturnen, Scheuermannturnen, Mobilisationsübungen, Fußgymnastik bei Fußdeformitäten, Hüftturnen, Wirbelsäulengymnastik und im weiteren Sinne auch Schwangerschaftsturnen, Joga, autogenes Training etc.
Die Muskulatur braucht für ihre optimale Funktion die Dehnung, die Kräftigung und die Bewegung als zentral gesteuertes Muskelspiel.

Die Dehnung findet im amuskulären Stand, im Sitzen, Knien, Hocken etc. statt. Unsere Möbel sind darauf abgestimmt, die Gelenke in Mittelstellung zu halten, sodaß die Haltefunktion der Bänder im amuskulären Sitz durch die Lehne des Sessels ersetzt wird. Die sogenannte Droschkenkutscherhaltung des autogenen Trainings wäre der amuskuläre Sitz ohne Lehne und somit die Dehnung der Rückenstrecker. Durch den orthopädischen Behelf - Lehne - werden zwar die Bänder entlastet und längeres Sitzen relativ ermüdungsfrei ermöglicht, doch fehlt dadurch die wichtige Dehnung der Rückenstrecker. Wer kann in unserer Zivilisation noch amuskulär längere Zeit wie ein Kleinkind oder Eingeborener hocken oder knien? Die Extremitätengelenke werden in Mittelstellung gelagert, extreme Entfernung von Ursprung und Ansatz ihrer Muskulatur wird vermieden. Diese reagiert darauf mit Verkürzung, was durch Sport bzw. Kräftigung ohne entsprechende Dehnung weiter verstärkt wird. Das Dehnen eines Muskels ist genauso wichtig wie das Stärketraining, um eine normale Funktion beizubehalten. Wir müssen daher als Ausgleich gezielte Muskeldehnungsübungen in jede Gymnastik einbauen, wenn wir damit Zivilisationsschäden vorbeugen wollen. Das Dehnen muß langsam geschehen und die Extremstellung soll mindestens 10 Sekunden gehalten werden. Das Optimum liegt nach unserer Erfahrung bei 20- 30 Sekunden in mehreren Wiederholungen.
"DEHNEN HEISST GÄHNEN". Solcherart kann und soll die

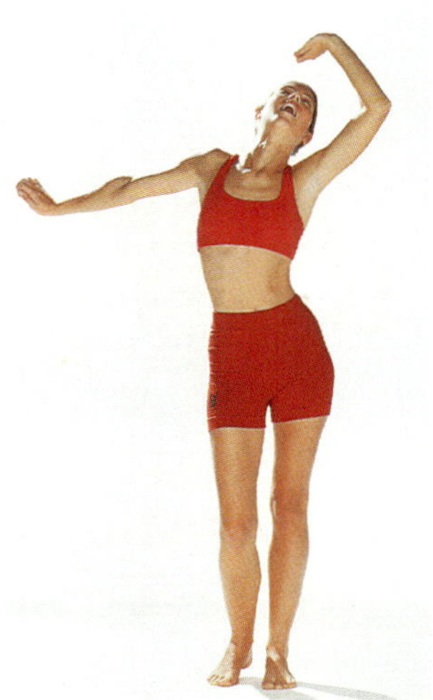

Muskulatur auf sportliche Betätigung vorbereitet werden. Denn durch die Dehnung werden die in den Muskel hineinführenden Gefäße geöffnet und damit die Durchblutung gefördert. Genauso verhält man sich auch bei Muskelkrämpfen, wenn man durch vorsichtige Dehnung die Ernährungssituation des Muskels zu verbessern sucht. Eine isometrische Kontraktion gegen Widerstand vor der Dehnung führt zu einer nachfolgenden Entspannung, die zur besseren Dehnung benützt werden kann.

Nachwippen in der Extremstellung ist ein Fehler beim Dehnen, jedoch als Reaktionsgymnastik im Rahmen des Schnellkrafttrainigs eine bewährte Methode zum Aufbau des Muskeltonus. Nachwippen ist auch in vielen Sportarten und in der Rehabilitation eine Technik zur Vergrößerung des Bewegungsumfanges z.B. zum Erlernen des Spagates oder zur Erreichung normaler Gelenksbeweglichkeit nach Operationen.

Die Wichtigkeit von Dehnungsübungen unterstreicht auch die anatomische Besonderheit des Gelenksknorpels und der Bandscheiben. Diese werden nicht durch Blutgefäße ernährt, sondern durch den Wechsel von Druck und Entlastung. In der Druckphase der Bewegungen werden sie wie ein Schwamm ausgepreßt und in der Entlastung saugen sie wieder Nährflüssigkeit auf. Bei verkürzter Muskulatur findet nicht die optimale Entlastung statt, was zu Ernährungsstörungen führt.

Das Durchwalken der Gelenksknorpel und Bandscheiben bei Gymnastik ist ein ausschlaggebender Faktor in der Vorbeugung und Behandlung von Arthrosen und Bandscheibenschäden.

Die Bedeutung der Bewegung wurde im Tierversuch eindrucksvoll nachgewiesen. Durch Ruhigstellung im Gips kommt es beim Kaninchen nach 14 Tagen zu ersten mikroskopischen Knorpelveränderungen und nach 4 Wochen zu irreversiblen Schäden des Knorpels des fixierten Gelenkes. Man kann in verschiedenen Positionen (Stehen, Sitzen, Hocken, Knien etc.) eine amuskuläre und muskuläre Haltung unterscheiden: Die amuskuläre Haltung bedeutet Entspannung und damit minimalen Energieverbrauch, die muskuläre Haltung ist die Ausgangsposition der Bewegungen. Beim Exerzieren lernt jeder Soldat diesen Unterschied, indem er auf das Kommando "Ruht" oder "Rührt Euch" amuskulär bequem stehen kann, während beim Kommando "Habt Acht" die Ausgangsposition für Bewegungen wie Gewehrgriffe, Losmarschieren, Wendungen etc. eingenommen wird.

Amuskuläre Haltung - Muskuläre Haltung

Aus entspanntem Stehen, Sitzen, Hocken etc. dürfen direkt keine Gesamtkörperbewegungen gemacht werden. Eine Gesamtkörperbewegung bedarf als Ausgangsposition der **muskulären Haltung.**

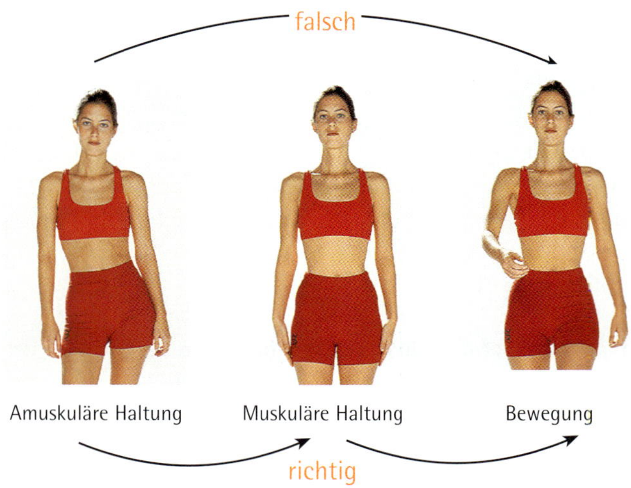

Amuskuläre Haltung dient der Entspannung und Dehnung. **Muskuläre Haltung** dient als Ausgangsposition für Gesamtkörperbewegungen.

Die **muskuläre Haltung** ist durch die Aktivierung von drei Muskelgruppen gekennzeichnet:

a) **Bauchmuskulatur** als Kennmuskel der richtigen Beugebewegung. Brust- und Schambein werden einander genähert, indem das Schambein hochgezogen wird. Die Stabilisierung der Wirbelsäule erfolgt durch die Bauchmuskulatur und durch die ...

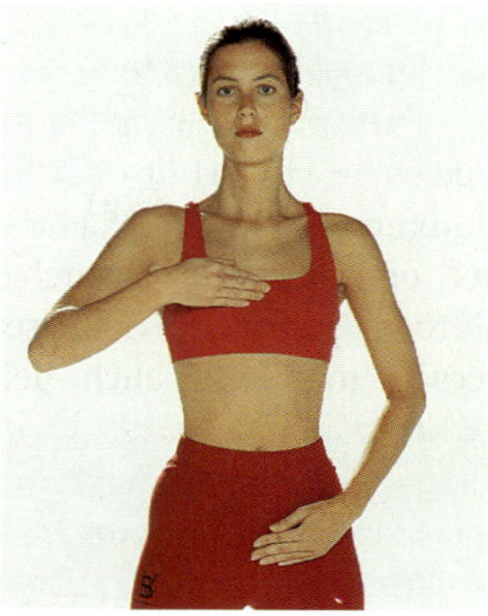

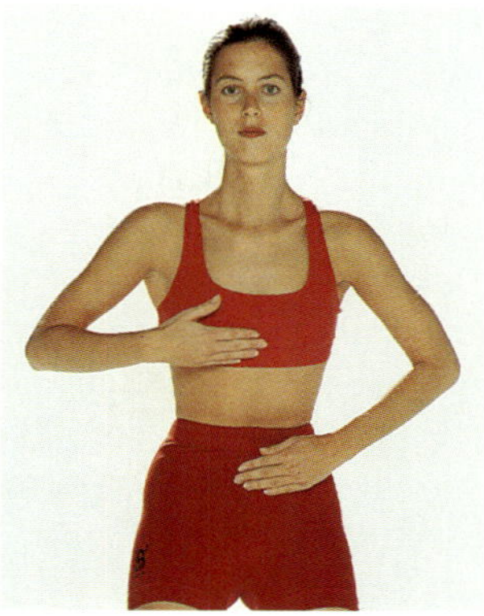

b) .. **Gesäßmuskulatur** als Kennmuskel der **richtigen Streckbewegung. Zusammenpressen der Gesäßbacken.**

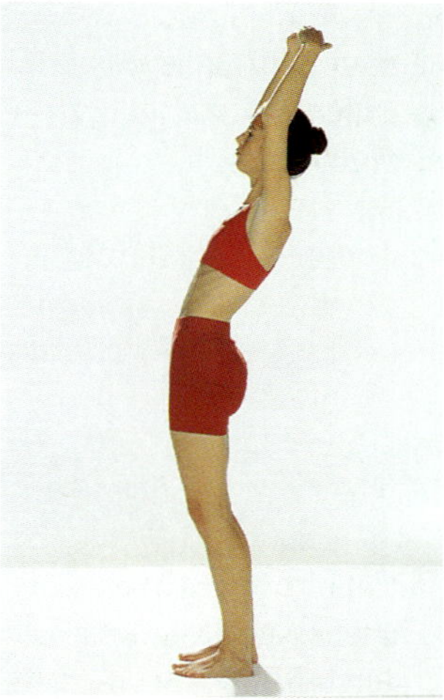

c) **Untere Fixatoren des Schultergürtels** als Kennmuskel der **richtigen Schultergürtelbewegung.** Schulterblätter werden nach hinten unten gedrückt, womit die Arme an die Brustwirbelsäule fixiert und mit der Rumpfdrehung koordiniert werden.

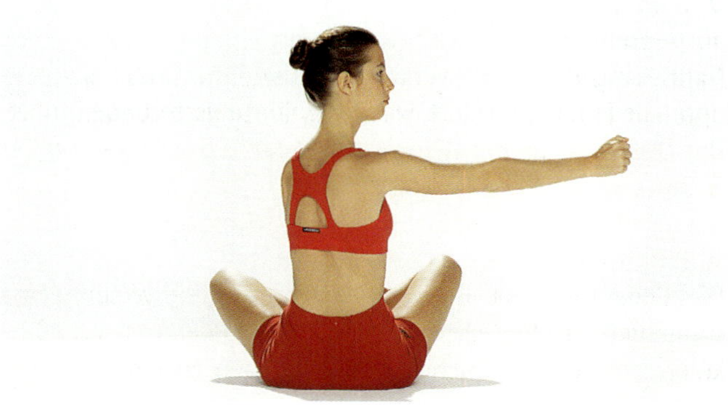

Unsere Kleidung, Umgebung und Gewohnheiten erziehen uns - motorisch gesehen - zu Hampelmännern d.h. wir betätigen nur unsere Extremitäten (Arme und Beine). Der Rumpf bzw. die Wirbelsäule bleibt unbewegt und arbeitet gegen die Extremitätenbewegungen. Vieles in unserer Umgebung, nicht zuletzt unsere Vorstellung von Elegance, zielt darauf ab, Bewegungen der Wirbelsäule bewußt oder unbewußt zu verhindern. Diese ist aber die Achse des menschlichen Körpers, führt selbst Bewegungen aus und verteilt mechanische Belastungen des Bewegungsapparates durch Miteinbeziehung ihres Muskelspieles, auch bei scheinbar reinen Extremitätenbewegungen, auf den gesamten Körper. So achten Klavierlehrer bei ihren Schülern immer darauf, daß die Füße durch einen Schemel unterstützt sind, damit die Wirbelsäule die Bewegungen der Hände durch ihr Muskelspiel ausbalancieren kann. Sie wird so auch ohne sichtbaren Bewegungsausschlag in die Bewegungen der Extremitäten miteinbezogen. Die richtige Koordination der Extremitäten- und Wirbelsäulenbewegung verhindert Überlastungen einzelner Abschnitte des Bewegungsapparates (vorzeitige Arthrosen, Insertionstendopathien etc.) und die Entstehung von Haltungsfehlern.
Die Behandlung der Haltungsfehler besteht in der Wiederherstellung des Muskelgleichgewichtes. Sogenannte Haltungsübungen vor dem Spiegel sind nur als Übungen zu sehen, die dem Kind das Gefühl für korrekte muskuläre Haltung geben können. Es ist dadurch keine Dehnung verkürzter Muskelgruppen zu erreichen. Auch eine Kräftigung abgeschwächter Muskelgruppen ist damit nicht zu erzielen, da, um einen Wachstumsreiz auf die Muskeln auszuüben, mindestens 30 - 40 % der Maximalkraft eingesetzt werden muß. Dies geschieht nur durch gezielte Übungen, aber niemals durch bewußtes Ausgleichen von Fehlhaltungen. Um das Muskelgleichgewicht wiederherzustellen geht man folgendermaßen vor:

A) **Dehnung** verkürzter Muskelgruppen.
B) **Kräftigung** abgeschwächter Muskelgruppen.
C) **Bewegung** in natürlichen Bewegungsmustern.
D) **Mobilisation** der blockierten Bewegungssegmente.

VIII. KOPFBEWEGUNG UND ATMUNG

Dem aufmerksamen Leser wird auffallen, daß in diesem Buch zwei wichtige Punkte der Bewegung scheinbar vernachlässigt werden:
1. Kopfbewegung
2. Atmung

1. Der **Kopf** als Träger der Sinnesorgane kann zwar bewußt bewegt werden, doch obliegt seine Steuerung im Alltag wie im Sport zum allergrößten Teil den Reflexen. Es gibt direkte Verbindungen zwischen den Augenmuskeln, Hörnerven, Riechnerven, sensiblen Gesichtsnerven und dem Gleichgewichtsorgan mit der Halswirbelsäule.
Die Kopfbewegungen werden also primär reflektorisch gesteuert und die biomechanische Bedeutung des Kopfes wird nur in wenigen Sportarten berücksichtigt. Kinder lernen das bewußte Kontrollieren der Kopfbewegungen entgegen der unbewußten reflektorischen Steuerung beim Purzelbaum (Rolle vorwärts), Handstand etc. Ballettänzer, Turner, Turmspringer, Trampolinspringer usw. müssen ebenfalls ganz gezielt und bewußt lernen, den Kopf zu steuern und zu kontrollieren. Normalerweise wird jedoch - wie eingangs erwähnt - der Kopf nur über Reflexe gesteuert, wodurch es auch so schwierig ist, ihn in ein System natürlicher Bewegung mit einzubeziehen. Die Ganzkörperbewegungen werden größtenteils durch den Kopf nur eingeleitet, dann aber übernehmen die Kopfkontrolle reflektorische Steuermechanismen.

2. Die **Atembewegungen** werden in erster Linie reflektorisch gesteuert und können auch willentlich beeinflußt werden. Bei harmonischen Bewegungen verläuft die Atmung von selbst richtig, was umgekehrt bedeutet, daß mühelose Atmung auch ein Kennzeichen guter Bewegungstechnik ist. Sie paßt sich zwanglos Abwandlungen und Rhythmuswechseln der Bewegungsabläufe an und soll dabei nicht bewußt behindert werden.
Eine Ausnahme bilden die Dehnungsübungen, bei denen bewußtes Ausatmen die gleichzeitige Dehnung der Muskulatur fördert, sodaß Entspannung und Ausatmung einan-

der bedingen. Wir empfehlen bei Dehnungsübungen nicht zu wippen, sondern den Entspannungseffekt abzuwarten. Nach unserer Erfahrung atmet man unabhängig von Körperposition und Atemanweisungen. Preßatmung erscheint ungünstig für die Entspannung. Für das Training ergaben weitere Untersuchungen, daß diese bei gezieltem Aufbau eine Form des Herz-Kreislauftrainings darstellt. Es gibt bereits Hinweise, daß die Widerstandserhöhung im Herz-Kreislaufsystem beim Pressen an dieses erhöhte Anforderungen richtet und somit einen Trainingsreiz darstellt.

IX. BEWEGEN IM ALLTAG

Durch gezielte Dehnung verkürzter und Kräftigung abgeschwächter Muskelgruppen wird das Muskelgleichgewicht wiederhergestellt. Durch richtiges Bewegen soll das Entstehen von Haltungsfehlern oder Überlastungssyndromen von vorne herein verhindert werden. Die vielfach zitierte Bewegungsarmut kann nicht als Ursache für Haltungsverfall betrachtet werden, sondern höchstens als Risikofaktor, da Haltungsfehler auch bei Hochleistungssportlern vorkommen.

Im Sport werden dieselben Fehler wie im täglichen Leben gemacht, ja sie werden sogar trainiert. So ist in der Sportliteratur kaum eine Stelle zu finden, wo in der Beschreibung einer Technik die Wirbelsäulenbewegung oder gar ihre Koordination mit den Extremitäten gelehrt wird. Die Stellung und der Richtungswechsel der Arme und Beine sind dort immer genau beschrieben, obwohl die Achse, die meisten Gelenke, die größte Masse, der Schwerpunkt im Rumpf liegen. Die Trainer, die nur Extremitätenbewegungen vorzeigen bzw. bei technischen Fehlern deren Stellungen korrigieren, sind wie Uhrmacher, die die Zeiger reparieren, obwohl das Uhrwerk kaputt ist.

Bei richtigen Bewegungen verstärken die Extremitäten die Wirbelsäulenbewegungen.

Dadurch wird jede Bewegung auf den gesamten Körper verteilt und verhindert, daß bestimmte Abschnitte des Bewegungsapparates überlastet werden. Es ist daher notwendig, die Umgebung wie Arbeitsplatz, Möbel, Kleidung und die Gewohnheiten darauf abzustimmen, damit wir nicht - wie Hampelmänner - nur Arme und Beine, sondern auch den Rumpf bzw. die Wirbelsäule in unsere Bewegungen mit einbeziehen können. Das sagt sich wesentlich leichter als es in Wirklichkeit möglich ist. Daher sollen die im DKB-System beschriebenen Tests und Übungen als Ausgleich immer wieder trainiert werden. Man soll sich in regelmäßigen Abständen kontrollieren, um Muskelfunktionsstörungen noch vor Auftreten von Beschwerden oder Haltungsfehlern zu beheben.
Dennoch beleuchten wir die Problematik unserer Zivilisation von dieser Seite, um daraus Anregungen für unser tägliches Leben zu entnehmen.

Schon beim Kleinkind werden entscheidende Fehler gemacht. Wenn es gerade laufen lernt und noch unsicher durch die Gegend tapst, nehmen es Erwachsene, um ihm zu helfen, an der Hand. Das verhindert, daß das Kleinkind lernt, die Bewegungen der Beine über die Wirbelsäule auch auf die Arme zu übertragen. Man sollte Kleinkinder nicht an den Händen hochziehen, sondern sich frei bewegen lassen. Dasselbe gilt auch für Schulkinder. Das Tragen der Schultasche auf dem Rücken ist zwar, statisch gesehen, für die Wirbelsäule die günstigste Belastung, doch stellt sie diese ruhig, sodaß die Rumpfverdrehungen wie sie vor allem beim Laufen durch die gegenläufigen Bewegungen der Arme und Beine nötig sind, unterdrückt werden. Auch Rumpfbeugen z. B. zum Aufheben eines Steines oder Zubinden der Schuhe, können nicht ausgeführt werden, da die am Rücken befindliche Schultasche dem Kind auf den Hinterkopf fallen würde.

So wird die Rumpfbeuge durch eine Hüft- und Kniebeuge ersetzt und die Wirbelsäule, sogar entgegen der Beugebewegung der Beine, gestreckt. Ganz ähnlich verhält es sich mit Erwachsenen, die durch Rock und Krawatte, durch Dekolleté und Halskette die Wirbelsäule aus ihrem Bewegungsbild streichen müssen. Das Argument, ich bewege mich ohnehin den ganzen Tag, gilt daher nicht als Ersatz für gezielte Dehnungs-, Kräftigungs- und Bewegungsübungen.

Im Sitzen sind gezielte Bewegungen der Arme mit Einbeziehung des Rumpfes nur möglich, wenn die Füße auf dem Boden festen Halt finden. Ist das nicht der Fall, wird durch die Extremitätenbewegung auf die große Masse des Rumpfes ein Rotationsimpuls um eine Quer - oder Senkrechtachse, je nach Richtung der Bewegung, ausgeübt. Es ist daher nicht möglich, nach einem Glas zu greifen, das auf einem Tisch entfernt steht. Man kann das ganz leicht selbst ausprobieren, indem man, auf einem Sessel sitzend, die Beine anhebt, so daß die Füße den Boden nicht berühren. Wenn man nun nach irgendeinem Gegenstand greift, gelingt es nur, wenn man den Oberkörper ganz starr hält und die Bewegung als reine Extremitätenbewegung ausführt.

Wenn Kinder auf zu hohen Sesseln sitzen und mit ihren Füßen keinen Halt finden, müssen sie genauso lernen, mit starrem Oberkörper regungslos, nur die Arme zu bewegen. Machen sie das nicht, so müssen sie die Armbewegungen durch gegenläufige Bewegungen der Beine ausgleichen. Diese Zappelei - wie ein Fisch am Trockenen - verhindert jede gezielte Bewegung und trägt ihnen Rügen der Eltern ein, welche dem Kind im Wiederholungsfall das berühmte Schicksal des Zappelphilipp androhen. Notgedrungen lernen sie ohne Rumpfbewegung auszukommen und führen wie Roboter manierlich reine Extremitätenbewegungen aus. Denn das natürliche Miteinbeziehen des Rumpfes bzw. der Wirbelsäule in ihre Bewegungsmuster würde sie aus ihrem labilen Gleichgewicht werfen.

Genauso verhält es sich mit Erwachsenen, die in einer weichen Wohnlandschaft versinken. Der Rumpf kommt in einer Mulde zu liegen, die sich seinen Konturen anpaßt und wie ein Mieder scheint. Die Füße finden durch die halbliegende Position keinen Halt. Ein seitlich auf dem Abstelltisch stehender Gegenstand kann nur durch eine Armbewegung erreicht werden. Das Miteinbeziehen des Rumpfes ist durch die Polsterung erschwert. Versuchte man es dennoch, so bekäme durch die Ausgleichsbewegung der Beine entweder der Nachbar oder der Couchtisch einen Tritt versetzt. In letzter Zeit erscheinen uns daher auch Bauernmöbel wieder so gemütlich. Man kann die Füße entweder auf den Boden oder die Fußleiste (Vergeltsgott) stellen und muß sich nicht mühsam mit Hohlkreuz aus dem Sitz emporwinden.

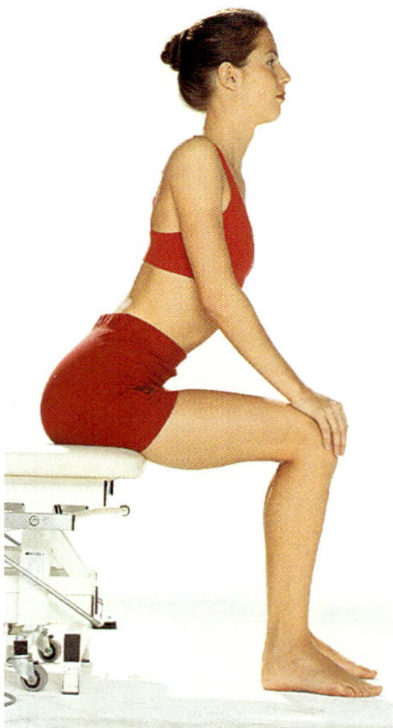

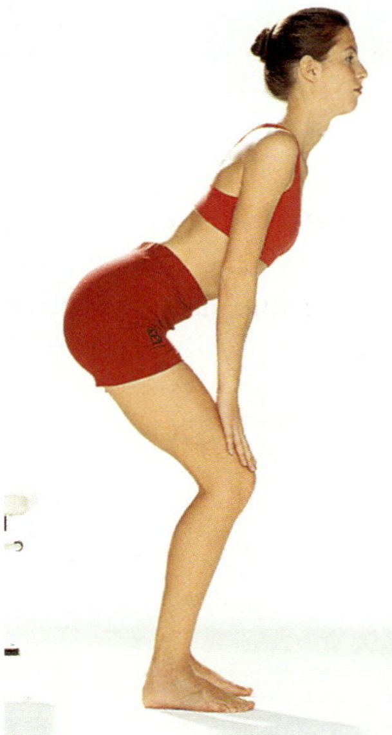

Falsches Erheben aus dem Sitz über die Hyperlordosierung (Hohlkreuz), wobei Gesäßmuskel nicht aktiviert werden.

Man stellt beim Aufstehen einen Fuß unter die Sitzfläche, den Schwerpunkt und erhebt sich ohne ungesunde Hyperlordosierung.

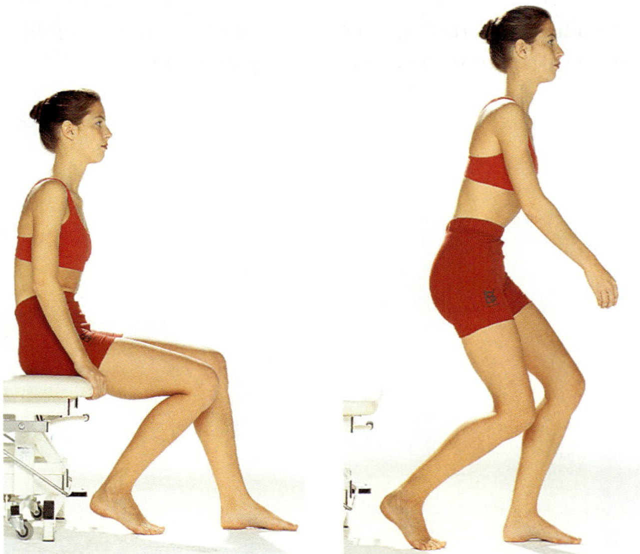

Richtiges Erheben aus dem Sitz. Zuerst Stabilisieren der Wirbelsäule mit Bauchmuskulatur (Einziehen des Nabels) hierauf Streckung der Hüften über Aktivierung der Gesäßmuskulatur. Körperschwerpunkt bleibt möglichst weit hinten .

Bezüglich der so vornehmen Sitzweise der Damen mit geschlossenen Beinen ist zu sagen, daß auch hier Rumpfbewegungen unterdrückt werden müssen, da man sonst leicht das Gleichgewicht verliert. So bedeutet die Hosenmode und das Tragen langer weiter Röcke einen begrüßenswerten Fortschritt. Was das Sitzen in der Schule für Schreibarbeiten betrifft, soll, wo nur irgend möglich, ein Schrägpult benützt werden, da dabei die Drehung des Armes zur Rumpfstellung am idealsten ist und die geringste Gefahr besteht, den sogenannten Anteflexionskopfschmerz durch die starke Beugung der Halswirbelsäule zu bekommen.
Bei manuellen Tätigkeiten soll man immer darauf achten, die Schulterblätter nach hinten unten zu fixieren und nicht hochzuziehen, da sonst das Gewicht der Arme über die oberen Fixatoren des Schultergürtels an der Halswirbelsäule hängt. Diese ist solchen Überlastungen auf längere Zeit nicht gewachsen. Entsprechende Beschwerden im Bereich der Halswirbelsäule, beziehungsweise der Nackenmuskulatur, sind die Folge.
Ausgehend von den angeführten Prinzipien könnte man die Bewegungstechnik im Alltag in vielen Bereichen noch verbessern, doch das Ziel, sich nur noch in natürlichen Bewegungsmustern zu bewegen, wird durch unsere Umwelt verhindert. Unsere Anregungen sollte man beherzigen und durch vorbeugende gezielte Dehnung, Kräftigung und Bewegung unterstützen.

Wir möchten noch einmal daraufhin weisen, daß der Mensch keinen **Halteapparat,** sondern einen **Bewegungsapparat** besitzt und daß Fehlhaltungen keine Ursache bzw. Diagnose darstellen, sondern Ausdruck gestörter Bewegungsmuster und damit fehlerhafter Muskelfunktionen sind. Therapeuten und Trainer, Patienten und Sportler haben dieses System aus gezielten **Dehnungs-, Kräftigungs- und Bewegungsübungen** in ihr Training eingebaut.

Das Ziel ist es, die Leistung zu verbessern und selbst aktiv an der Gesundung des Bewegungsapparates zu arbeiten. So kann Sport die Antwort auf der Suche nach Schutz vor Zivilisationsschäden unseres Bewegungsapparates sein.

X. DAS TÄGLICHE DKB-TRAINING

Dehnungsübungen
Jede Übung 3 x 5 – 20 Sek. rechts und links

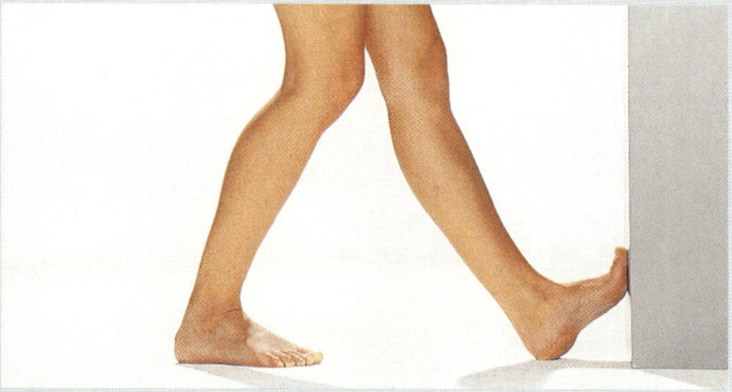

Übung 2

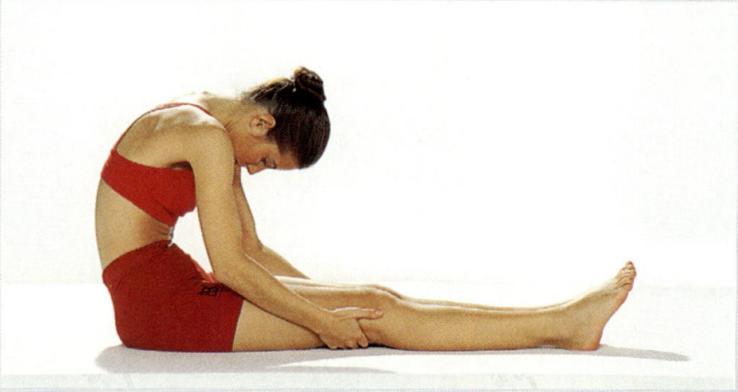

Übung 24

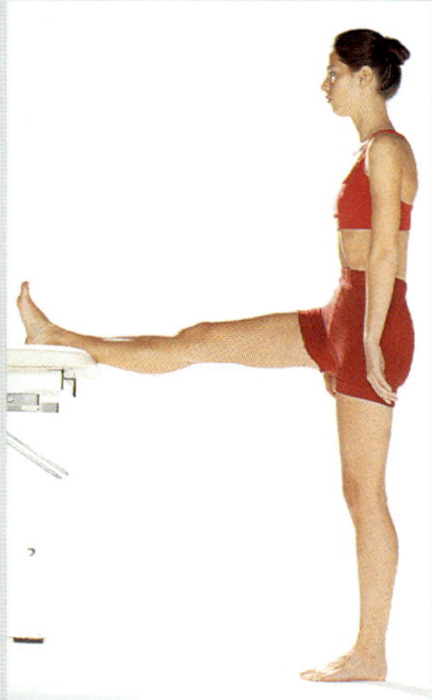

Übung 12

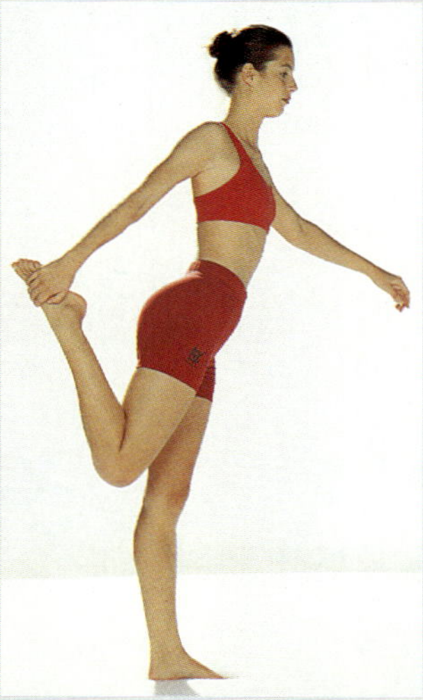

Übung 9

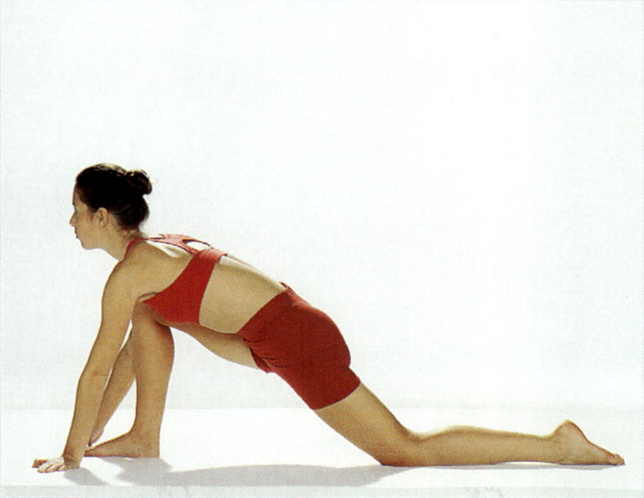

Übung 17

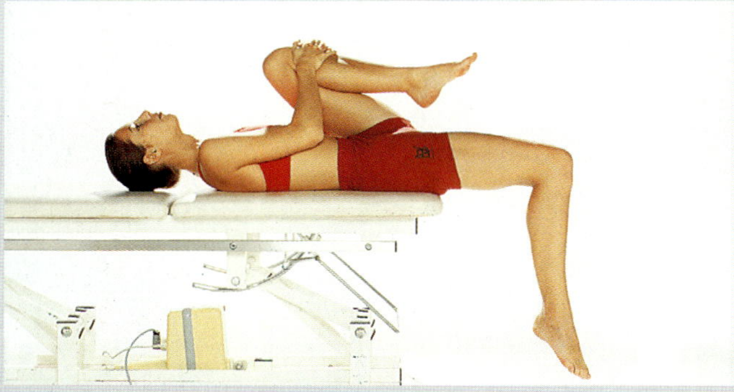

Übung 16

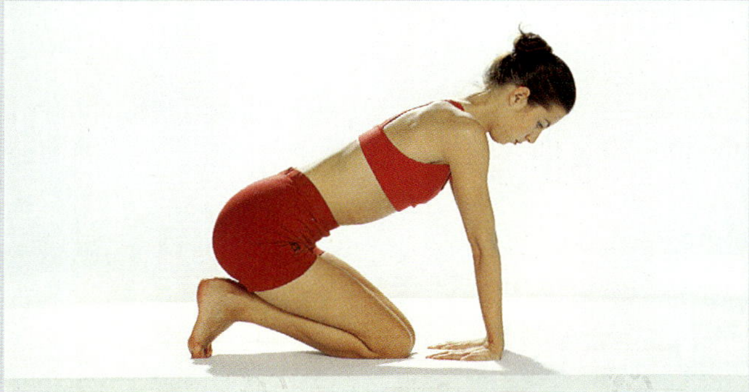

Übung 43

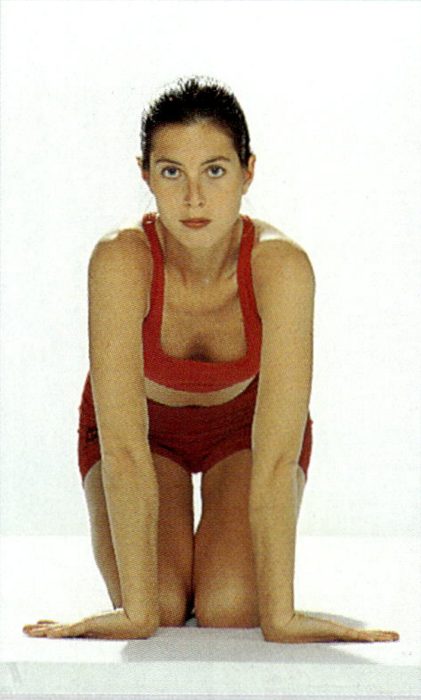

Übung 40

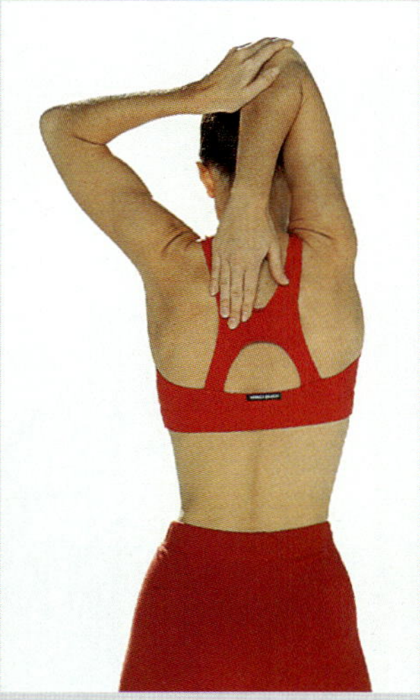

Übung 36

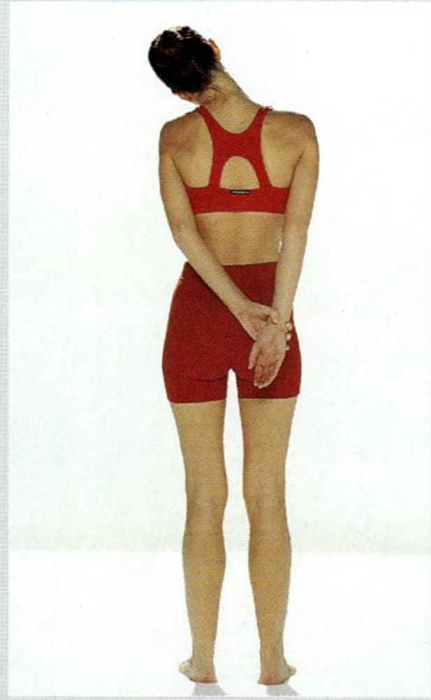

Übung 33

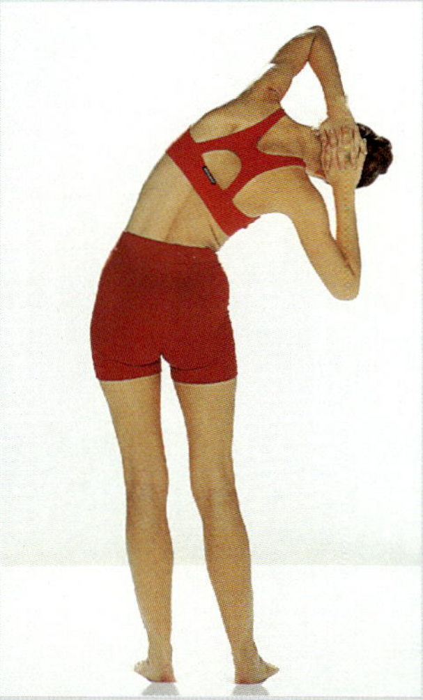

Übung 21

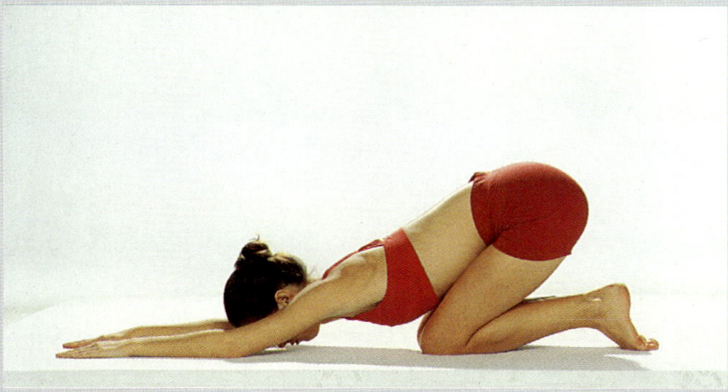

Übung 31

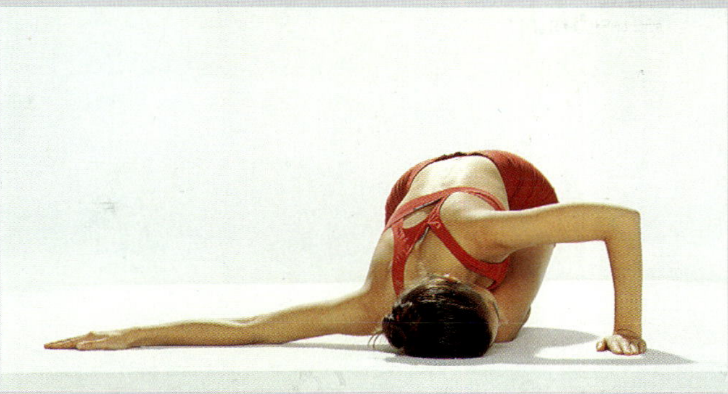

Übung 32

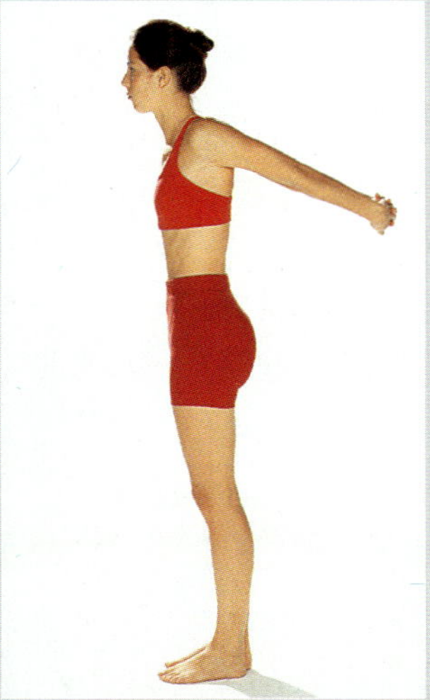

Übung 38

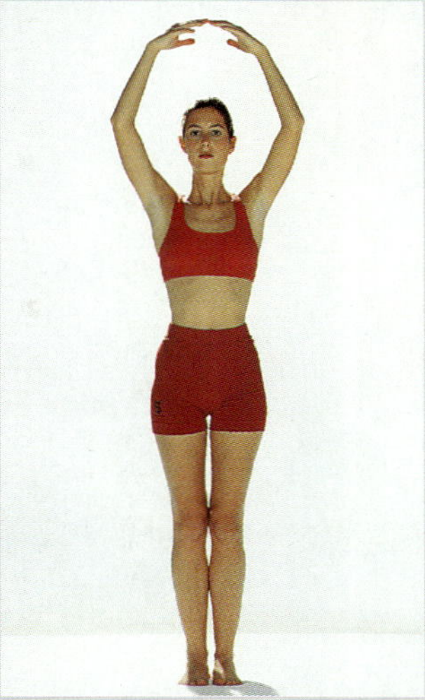

Übung 105

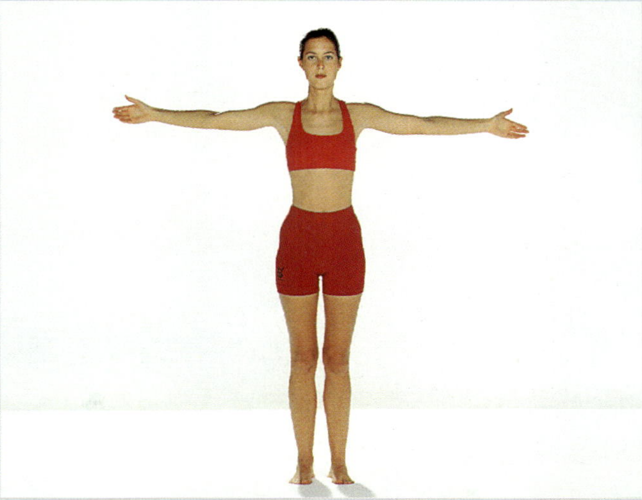

Übung 30

Kräftigungsübungen
Jede Übung 10 – 20 mal rechts und links

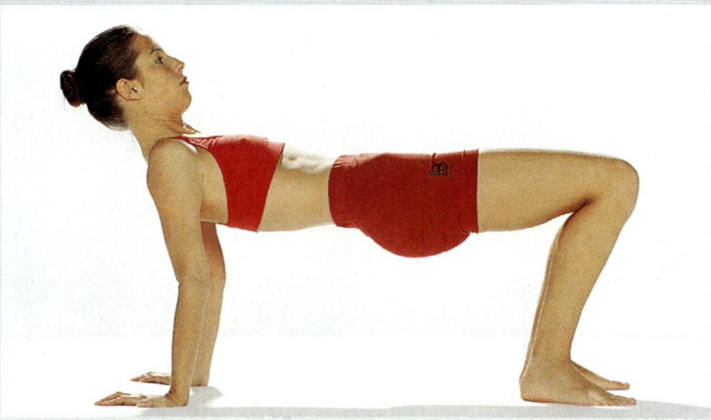
Übung 63

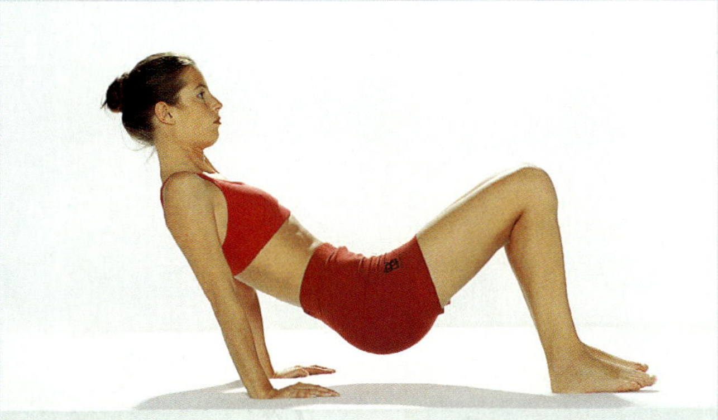
Übung 67

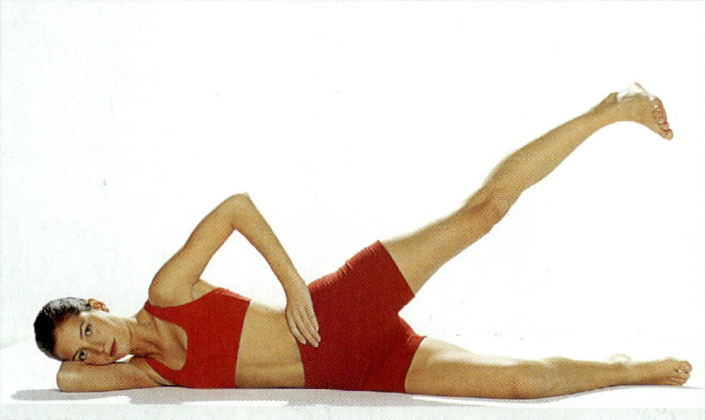
Übung 83

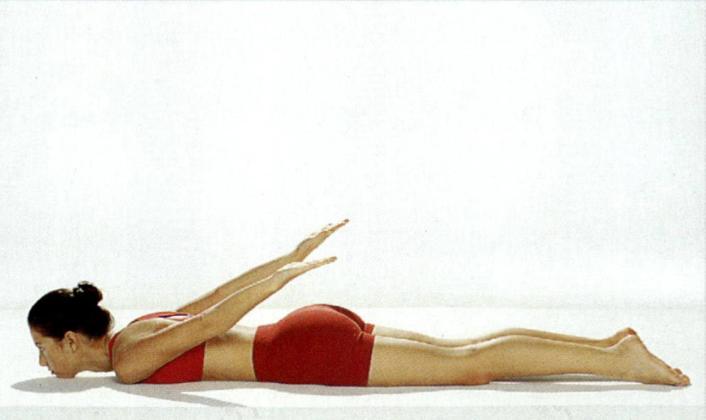
Übung 71

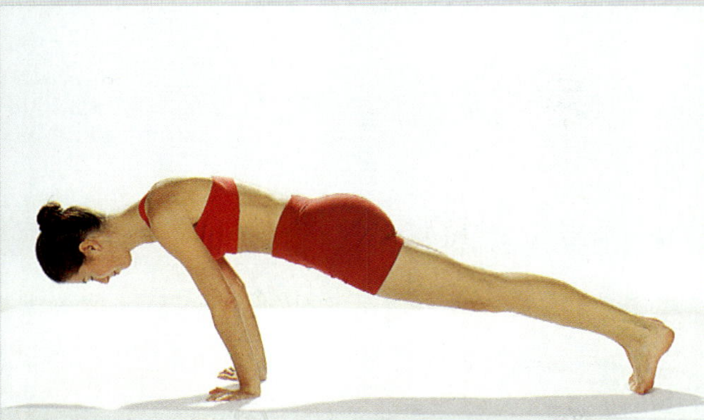

Übung 78

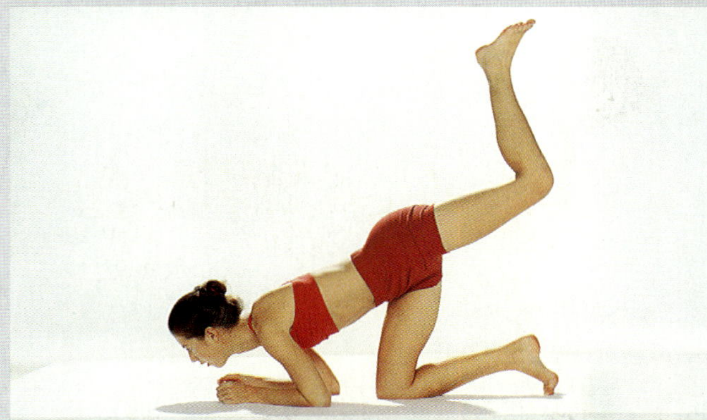

Übung 80

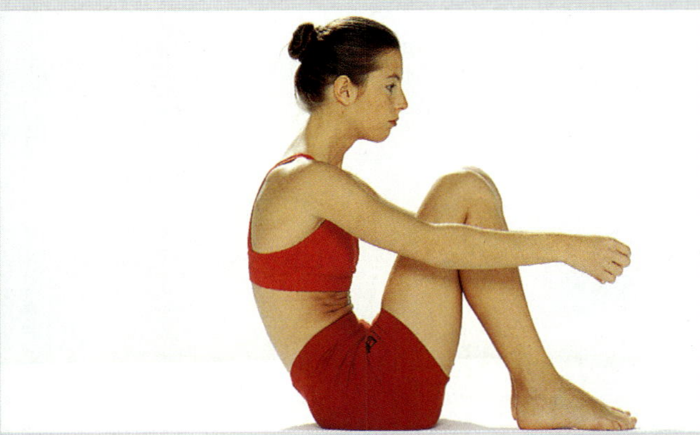

Übung 52

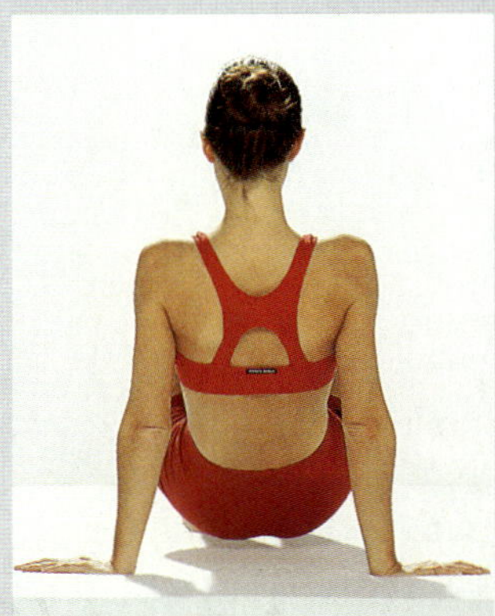

Übung 66

Bewegungsübungen

Jede Übung 10 – 20 mal rechts und links

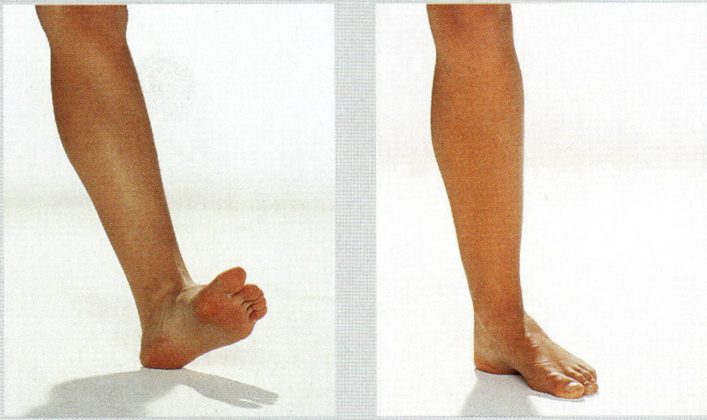

Übung 46

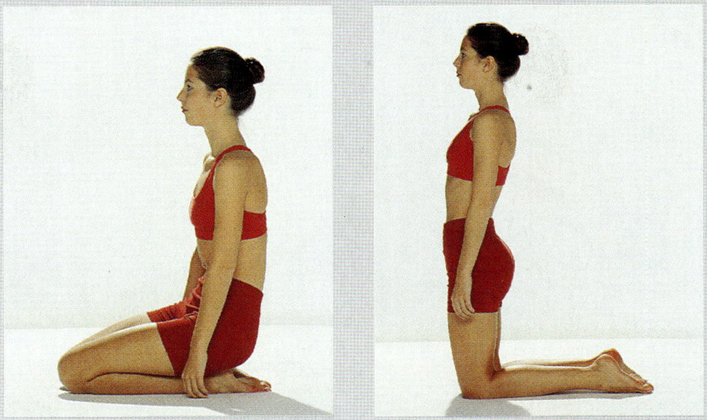

Übung 92

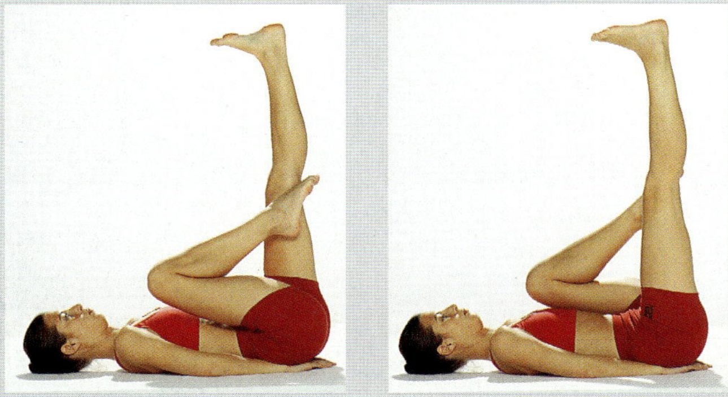

Übung 58

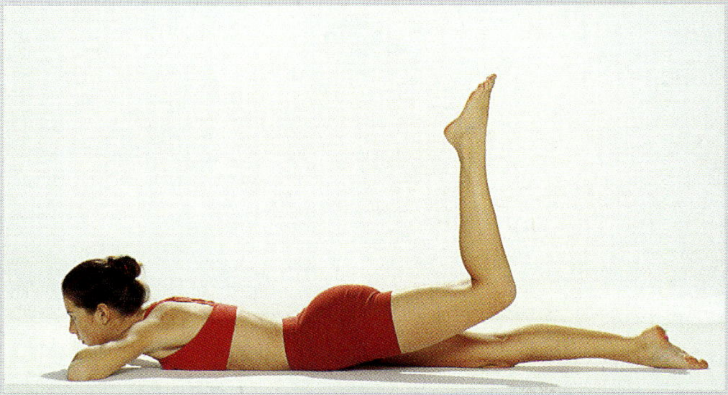

Übung 72

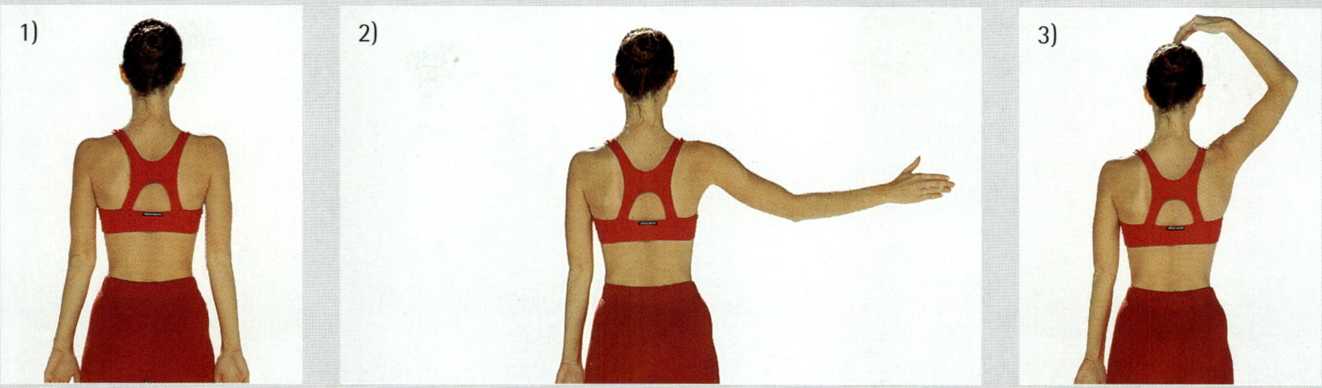

Übung Seite 34

XI. DKB AM SCHREIBTISCH

Um solange ermüdungsfrei sitzen zu können, wie es Büromenschen täglich tun, müssen wir orthopädische Behelfe verwenden.

Durch die Sessel mit Rücken- und Armlehne versucht man die Belastung auf die Wirbelsäule zu vermindern und lagert die Gelenke in Mittelstellung. An diese Stellungen mit eingeschränktem Bewegungsumfang gewöhnt sich die Muskulatur, indem sie sich zunehmend verkürzt.
Probieren Sie einmal mit einem Kleinkind eine Stunde lang am Boden zu spielen, dann spüren Sie, wie wichtig es für Sie wäre, Dehnungsübungen zu machen.

Wenn Sie schon von der Tätigkeit im Büro Ihre Muskelverkürzungen und Bewegungseinschränkungen bekommen, dann können Sie sie auch an Ort und Stelle durch entsprechende Übungen verhindern.

Wir haben daher Dehnungsübungen für die zur Verkürzung neigende Muskulatur zusammengestellt und geben Beispiele, wie Sie diese mit einfachen Entlastungsstellungen und Übungen dehnen können. Ihr Arbeitsplatz kann damit noch kein Fitneßstudio ersetzen, aber Sie können auch dort einen wichtigen Beitrag zu Ihrer Gesundheit leisten.

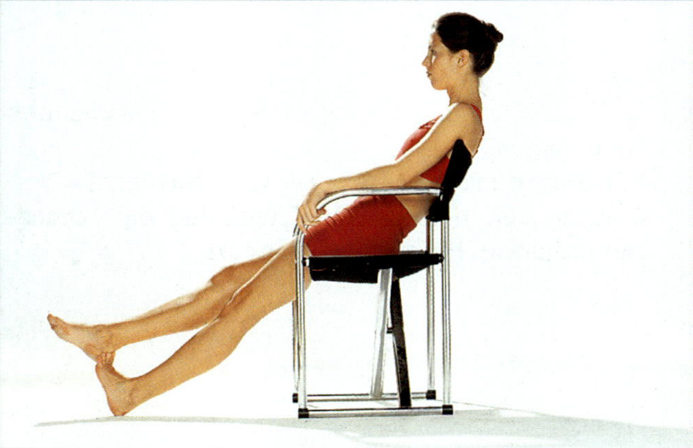

DKB am Schreibtisch

Dehnen der Wadenmuskulatur

D: Mit der Ferse des oberen Beines werden der Vorfuß und die Zehen des unteren Beines nach oben gezogen.

D: Dehnung der Wadenmuskulatur.

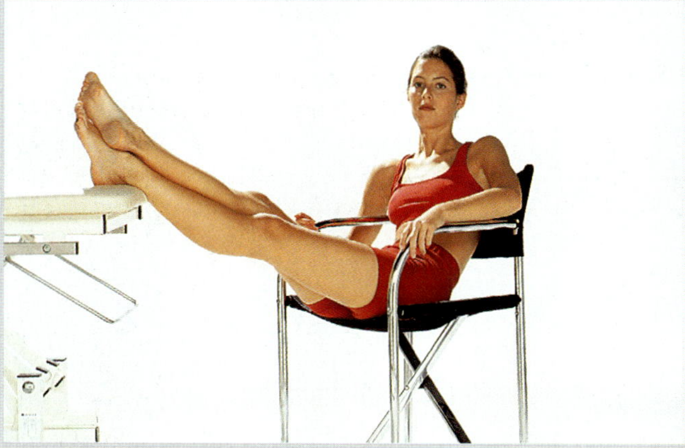

Dehnen der Rückseite der Oberschenkel

D: Füße auf den Tisch legen bis Zug an der Rückseite des Oberschenkels spürbar ist.

D: Rückseite der Oberschenkel. Zur Vermeidung von Ischiasbeschwerden.

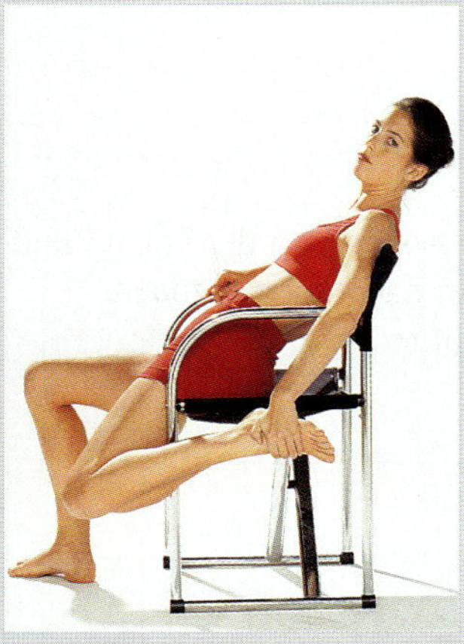

Dehnen der Vorderseite der Oberschenkel und der Hüftgelenksbeuger

D: Im Sitzen erfaßt eine Hand gleichnamigen Fuß und führt Ferse Richtung Gesäß.
D: Hüftbeuger und Vorderseite der Oberschenkel. Zur Vermeidung von Hohlkreuz und Entlastug der Lendenwirbelsäule des Hüft- und Kniegelenks.

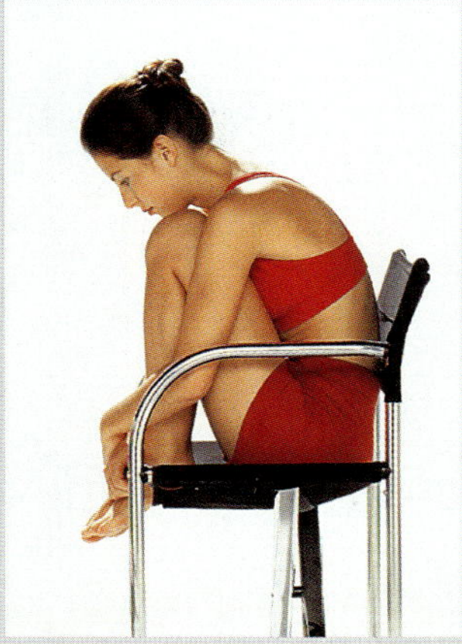

Dehnen der Rückenmuskulatur

D: Maximales Anwinkeln der Beine mit Rundrücken.
D: Rückenstrecker zur Entlastung der Lendenwirbelsäule.

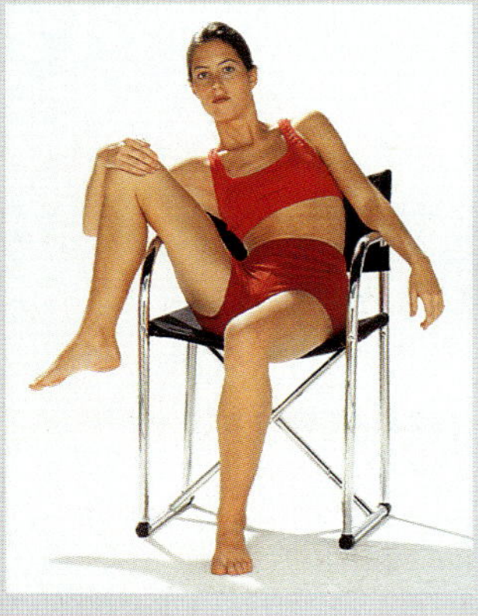

Dehnen der Lendenmuskulatur

D: Ein Bein über Sessellehne legen und Seitneigung zu diesem Bein.
D: Dehnung der Lendenmuskulatur. Zur Vermeidung von Kreuzschmerzen.

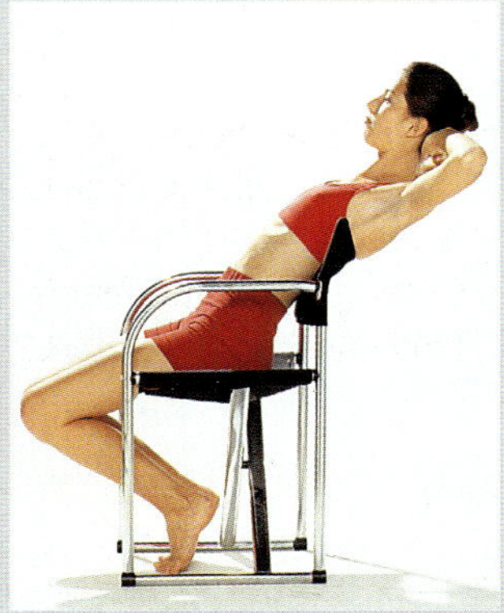

Dehnen der Brustmuskulatur

D + M:
Hände im Nacken verschränken, Oberkörper über die Lehne strecken und Ellbogen nach hinten führen.

D: Brustmuskulatur. Zur Vermeidung von Rundrücken und Nackenbeschwerden.

M: Mobilisation mit Lockerung des Brustkorbes.

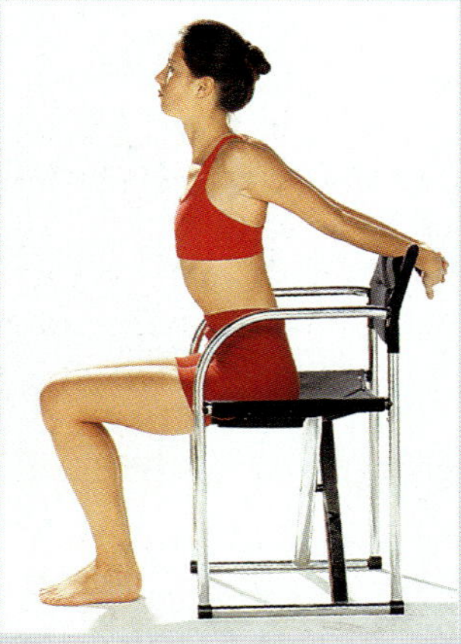

Dehnen Bizeps bzw. Vorderseite der Oberarme

D: Finger verschränkt über die Lehne legen und Oberkörper durchstrecken.

D: Brustmuskulatur und Vorderseite der Oberarme (Bizeps). Zur Vermeidung von Schulterbeschwerden.

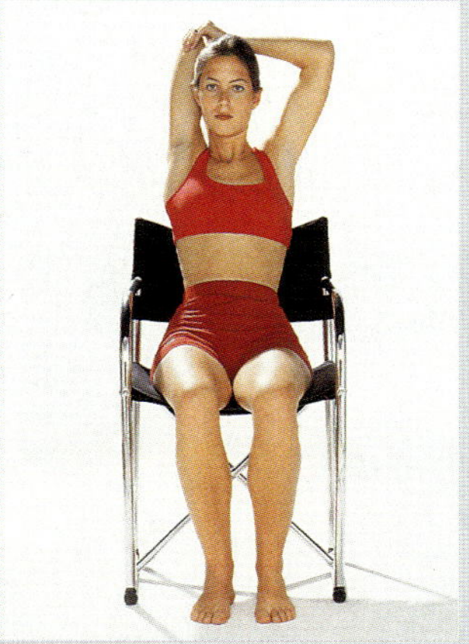

Dehnen Trizeps bzw. Rückseite der Oberarme

D: Rechte Hand auf den Nacken legen und mit der linken Hand Ellbogen hinunterdrücken.

D: Rückseite des Oberarmes zur Vermeidung von Schulterbeschwerden.

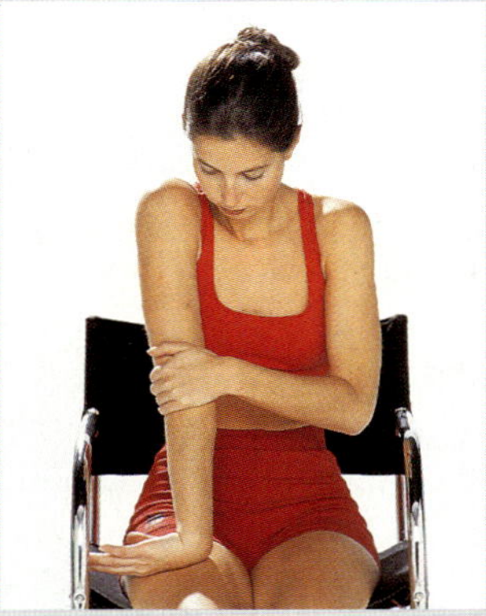

Dehnen Streckseite der Unterarme

D: Rechten Handrücken auf rechten Oberschenkel legen. Durch Zug der linken Hand das rechte Ellbogengelenk durchstrecken.

D: Streckseite des Unterarmes. Zur Vermeidung des Tennisarmes und Beschwerden der Hand- und Fingergelenke.

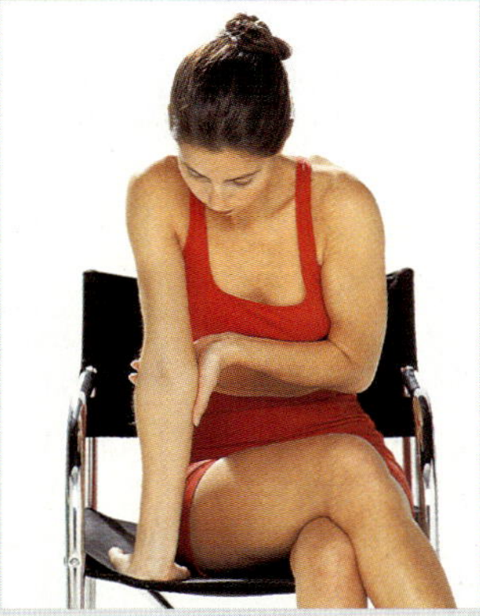

Dehnen Beugeseite der Unterarme

D: Handflächen auf Sessel legen, Fingerspitzen zeigen zum Gesäß. Mit der linken Hand wird durch Druck von hinten das rechte Ellbogengelenk durchgestreckt.

D: Beugeseite des Unterarmes zur Vermeidung des Golfer- und Werferarmes und zur Entlastung der Hand- und Fingergelenke.

Veröffentlichungen: Dr. Eduard Lanz

Veränderungen im Schilehrwesen- Quo Vadis" (Leibesübungen/Leibeserziehung 7/81); "Dehnung - Kräftigung - Bewegung: Medizinische Aspekte" (Leibesübungen/ Leibeserziehung 35/1981); "Diagnose und Therapie einer Bewegungsstörung" (Symposium funktionelle Biomechanik des Bewegungsapparates 1982); "Muskeltraining statt Muskelmast" (11. 8. 1981 in Ö1 Sport - abseits von Meter und Sekunden); "Fittips" (Ö 3, 1981); "Präventivmedizinische Betreuung des Stütz- und Bewegungsapparates bei Leistungssportlern" (Sport: Leistung und Gesundheit/Kongreßband Deutscher Sportärztekongreß 1982, Köln); "Die Bedeutung des Halb- und Keilwirbels für die Statik bei Kindern" (Acta ChirurgicaAustriaca 1981, Heft 5/6, Jahrgang 13); "Der Keilwirbel bei Säuglingen und Kindern" (30. Tagung der Süddeutschen Kinderärzte, Garmisch-Partenkirchen, 15. - 17 Mai 1981);
"Sportmedizinische Betreuung von Leistungssportlern im Bundesland Steiermark unter besonderer Berücksichtigung des Stütz- und Bewegungsapparates" (Sport- und Leistungsmedizin, Kongreßband Deutscher Sportärztekongreß 1980, Saarbrücken);
Konsulent des Sport am Montag Teams für die 8-teilige Langlaufserie 1985; "Grundlagen einer Schitechnik" (4. Technikseminar BMUK BSH Kitzsteinhorn, 1.- 3. 11. 1981); "Muskelfunktionsprüfungen - Basis gezielter Gymnastik" (Tagung der Sportwissenschaftlichen Gesellschaft der Karl-Franzens-Universität, Graz 1981).
Vorträge und Lehrfilme im Auftrag von Pharmafirmen und der ARGE Sportmed. der steir. Gesellschaft für Gesundheitsschutz: "Fit-Form Therapiesystem" , "Manuelle Dehnung I", "Manuelle Dehnung II".
Inhaber des Patentes für die Mobilisationsmatratze, für Sportschuheinlagen, physikalische Therapiebehelfe, Schidaumenbandagen und Schihandschuhe.

Veröffentlichungen: Dr. Helmut Aigelsreiter

"Vom Schulschilauf zum Rennschilauf" (Österr. Bundesverlag, Wien 1968); "Konditionstraining mit Musik" (Eigenverlag 1970); "Schitraining zu Hause mit Musik" (Verlag Styria, Graz 1972); "Sportlicher Schilauf" Band I und II (Offsetdruck Ing. Kurz, Langenwang 1973, 1975); Österreichisches Schitraining" (Offsetdruck Ing. Kurz, Langenwang 1975); "Schulkurzturnen für HS und VS" (Verlag SHB Film, Wien 1975); "Schilauf - sportlich, situationsgerecht, sicher" (Offsetdruck Ing. Kurz, Langenwang 1978); "Mürzzuschlag, die Wiege des Schilaufes und sein Wintersportmuseum" 1962; "Bemerkungen zu Schulschikursen" (Leibesübungen/Leibeserziehung Heft 10, 1968); "Bemerkungen zur Technik und Methodik im Sch lauf" (Leibes-Übungen/ Leibeserziehung Heft 2, 1970); "Pflege des wettkampfmäßigen Schilaufes" (8. Interskikongreß in St. Moritz, Feb. 1970); "Sportlicher Schilauf" (Leibesübungen/ Leibeserziehung Heft 2, 1979); " Sicherheitsorientierte Schitechniken und natürliche Bewegungsmuster" (Österr. Kuratorium für alpine Sicherheit, 1980); "Medizin und Sport, die Basis für neue Betrachtungsweisen im Schilauf" (Leibesübungen /Leibeserziehung Heft 7, 1981); "Schilauf Quo vadis?" (Leibesübungen/Leibeserziehung Heft 5, 1981); "Grundlagen einer Schitechnik" (Leibesübungen/ Leibeserziehung Heft 1/2, 1982); "Bewegungsschulung und alpine Unfallvorbeugung" (Österr. Kuratorium für alpine Sicherheit, 1982); Mitautor der Broschüre "Skilauf in der Schule" (1. Auflage 1982, 2. Auflage 1983 BMUK); "Trainingssystem zur Leistungsverbesserung" (Internationaler Fortbildungskurs für Sportmedizin, August 1984 in Velden); "Gewandtheitsschulung als Sicherheitsfaktor im Skilauf" (18. Kapruner Gespräche, November 1984); "DKB-System zur Früherkennung von Schäden am Bewegungsapparat" (Ski-Tenniswelt 12/1985); "Tennisarm" (Praxis - Magazin 3/ 1986); "Bemerkungen zum Stretching" (Leibesübungen/ Leibeserziehung Heft 7, 1986); "Der Skilehrer gestern - heute - morgen" (Austria Ski 2/1988); „Skilauf aus der Sicht natürlicher Muskelfunktionen" (Leibesübungen/ Leibeserziehung Heft 1, 1990); "Ausdauerlauftraining - wozu?"

(Running Broschüre 3/1990); "Das DKB System für richtiges Bewegen im Alltag und Sport" (Sportmagazin 4/1990); "Leistungssteigerung und Wohlbefinden durch richtige Sportbekleidung" (Leibesübungen/Leibeserziehung Heft 46, 1992); "Skilaufen - Snowboardfahren" (Ski-News, Nr. 10, Sept. 1994); "Gedanken zum Skilauf um Torstangen" (Ski-News, Nr. 7, Nov. 1993); "18 Jahre DKB-System und aktueller denn je" (adidasNews, 12/96); "Gedanken zur gymnastischen Atemschulung bei Atemstörungen" (Lungenärztetagung 11/96, Bad Waltersdorf); Schilauf für Beginner mit dem „SOFT - SHORT - VARIABLE - SYSTEM", 10. Internat. Ski-Kolloquium, Oktober 1998, Hintertux; Anatomisch begründete Skibewegungen - Gehmechanismen beim alpinen Skilauf, SKI-NEWS, Nr. 31 - Dez. 1999; „JUNG BLEIBEN BEIM ÄLTERWERDEN", Eigenverlag des DKB-Instituts Graz, 1999.

Schilehrfilme:
"Vom Schulschilauf zum Rennschilauf" 1968 "Spielformen des Schilaufs" 1970.
Entwicklung eines Fitneßgerätes - "Fitneßsticks"; Entwicklung eines Turngerätes - "Universallangbankgerät" Entwicklung eines "anatomischen Schistockgriffes" Entwicklung des weltweit ersten "Fußparcours" in den Anlagen der bekannten Therme Bad Waltersdorf.; Österreichisches Schitraining, Eigenverlag 1975 Offsetdruck Ing. H. Kurz.

Die Video-Edition von Dr. Lanz

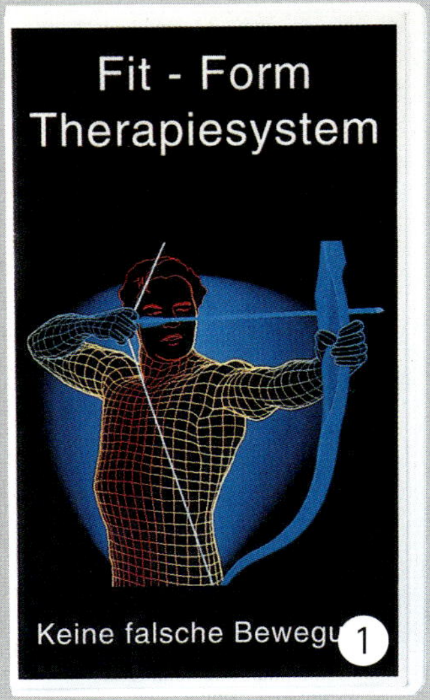

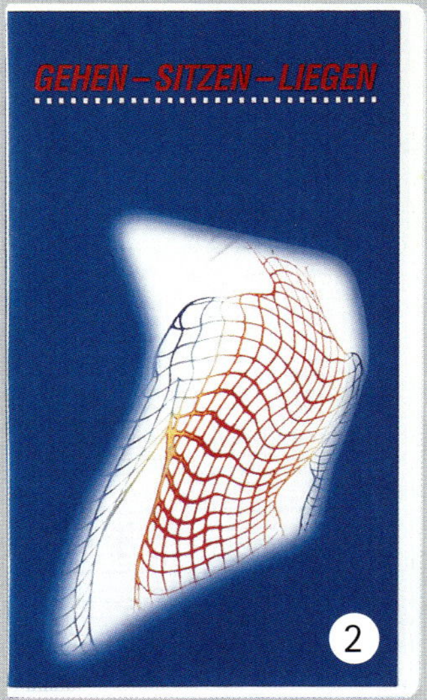

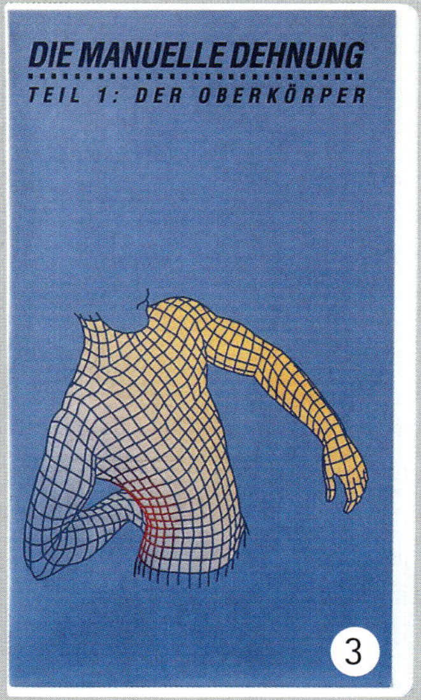

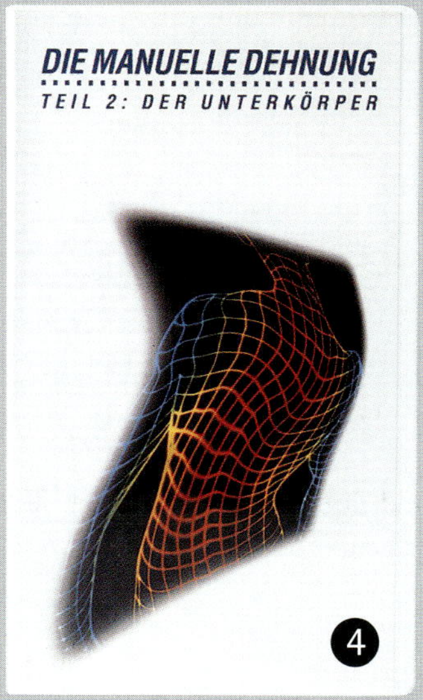

1 **Fit – Form Therapiesystem**
Das Video zum Buch

2 **Gehen-Sitzen-Liegen**
Tips für den Alltag

3 **Die manuelle Dehnung**
Teil1 / Der Oberkörper

4 **Die manuelle Dehnung**
Teil2 / Der Unterkörper

Stückpreis öS 300,–

Weitere Informationen und Bezugsquellennachweis: Ordination Dr. Eduard Lanz, Merangasse 63, A-8010 Graz, Telefon **43/ (0) 316 / 38 21 06

Neuerscheinung

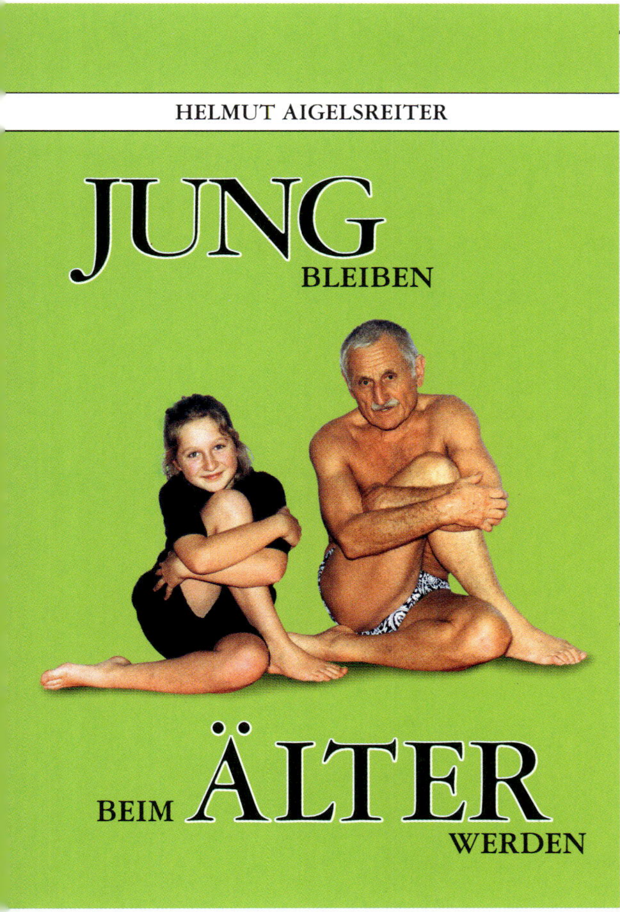

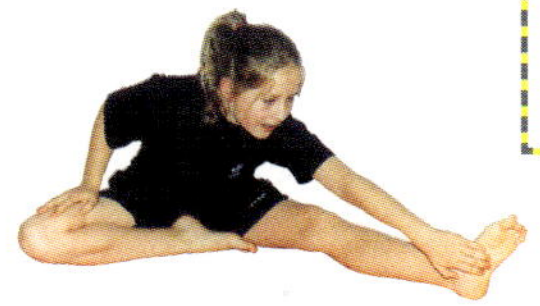

BEWEGLICHKEIT IST KEINE HEXEREI!

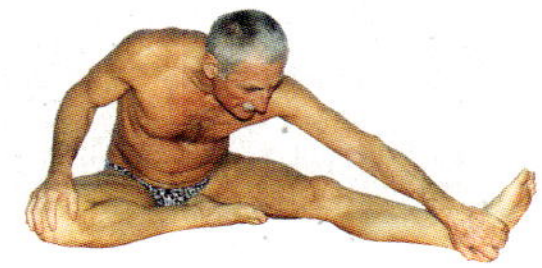

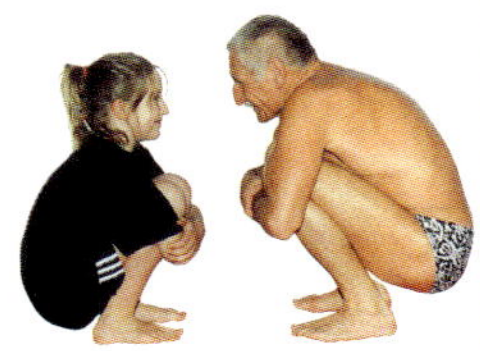

*ERST WENN DU ERKENNST,
DASS NUR DU ALLEIN
FÜR DICH VERANTWORTLICH BIST,
KANNST DU MIT DIR UND AN DIR
ETWAS VERÄNDERN.*

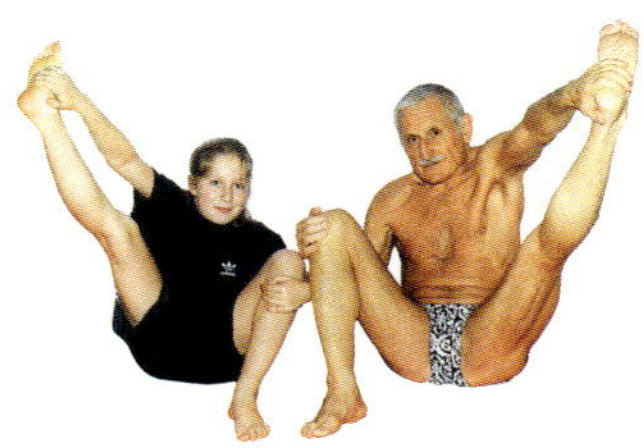

*WAS DEIN SCHÖPFER
DIR GEGEBEN,
ERWIRB ES
TÄGLICH,
UM ES ZU BESITZEN.*

In seinem soeben erschienenen Buch „Jung bleiben beim Älter werden" vermittelt der Autor aus seinem Erfahrungsbereich als Bewegungs- und Trainingslehrespezialist wertvolle Anregungen und Tips, wie man Fitness und Wohlbefinden auf einfache Art bis ins hohe Alter erhalten kann. Das Buch stellt eine sinnvolle Ergänzung zum „DKB-System" dar und ist eine Fundgrube für die Erstellung individueller Bewegungsprogramme.

Mit ca. 440 Farbfotos ist der Inhalt anschaulich und übersichtlich gestaltet. Man findet für sein spezielles Training eine Fülle von Übungen zur Schulung der allgemeinen Beweglichkeit und Bewegungskoordination, der Sprungkraft und Reaktionsschnelligkeit, des Gleichgewichts und spezielle Bewegungsübungen für Wirbelsäule, Beckengürtel, Schultergürtel und Extremitäten.

Sinnsprüche zum Nachdenken sowie Abhandlungen über Stretching, Wohlbefinden, Bewegen im Alltag, DKB im Reigen der Gesundheitsysteme bereichern das Übungsangebot mit der Erkenntnis, daß Beweglichkeit keine Hexerei ist und daß man beim **ÄLTERWERDEN JUNG BLEIBEN** soll und kann.

Bezugsquelle: **DKB Institut**
Hofrat Mag. Dr. Helmut Aigelsreiter
A-8010 Graz, Untere Teichstraße 88, Tel. und Fax 0316/46 61 41

Ankündigung

Dr. Helmut Aigelsreiter hält für Vereine, Verbände, Firmen, Organisationen, Kammern, Sparkassen und Privatgruppen nach vorheriger Kontaktnahme

DKB-Vorträge sowie
DKB-Halbtags-, Tages- und Wochenseminare
in Theorie und Praxis zu den Themen:

a) **Früherkennen und Vermeiden von Störungen am Bewegungsapparat**

b) **Wohlbefinden durch richtiges Gehen, Sitzen, Liegen, Bekleiden, Ernähren und Bewegen**

c) **Gymnastische Atemschulung**

d) **Mentales Training über Körperschulung**

e) **Körper, Geist und Seele im Einklang**

f) **Gesunde Wirbelsäule, gesunde Gelenke - Rezept für Selbstbehandlung**

g) **JUNG BLEIBEN BEIM ÄLTER WERDEN**

Anmeldungen für DKB-Seminare sowie Bezugsquelle der Bücher („DKB-SYSTEM" UND „JUNG BLEIBEN BEIM ÄLTER WERDEN"):

DKB Institut
Hofrat
Mag. Dr. Helmut Aigelsreiter
Präsident des VTÖ und VSÖ
Untere Teichstraße 88
A-8010 Graz
Tel. u. Fax (0316) 46 61 41

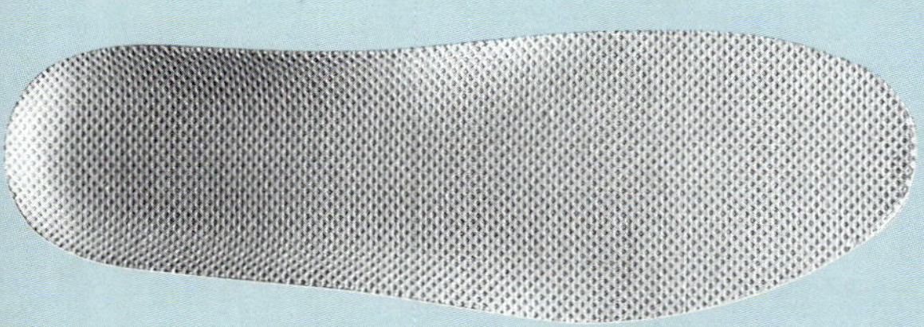

Die Einlage nach Dr. Lanz, die Ihnen den richtigen „Auftritt" verleiht!

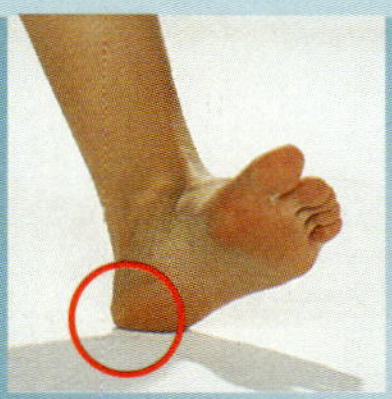

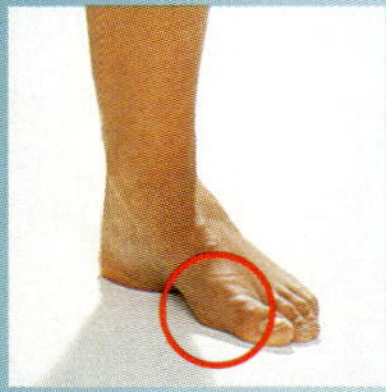

Abschlagbewegung vom Fersenaußenrand zur Großzehe.

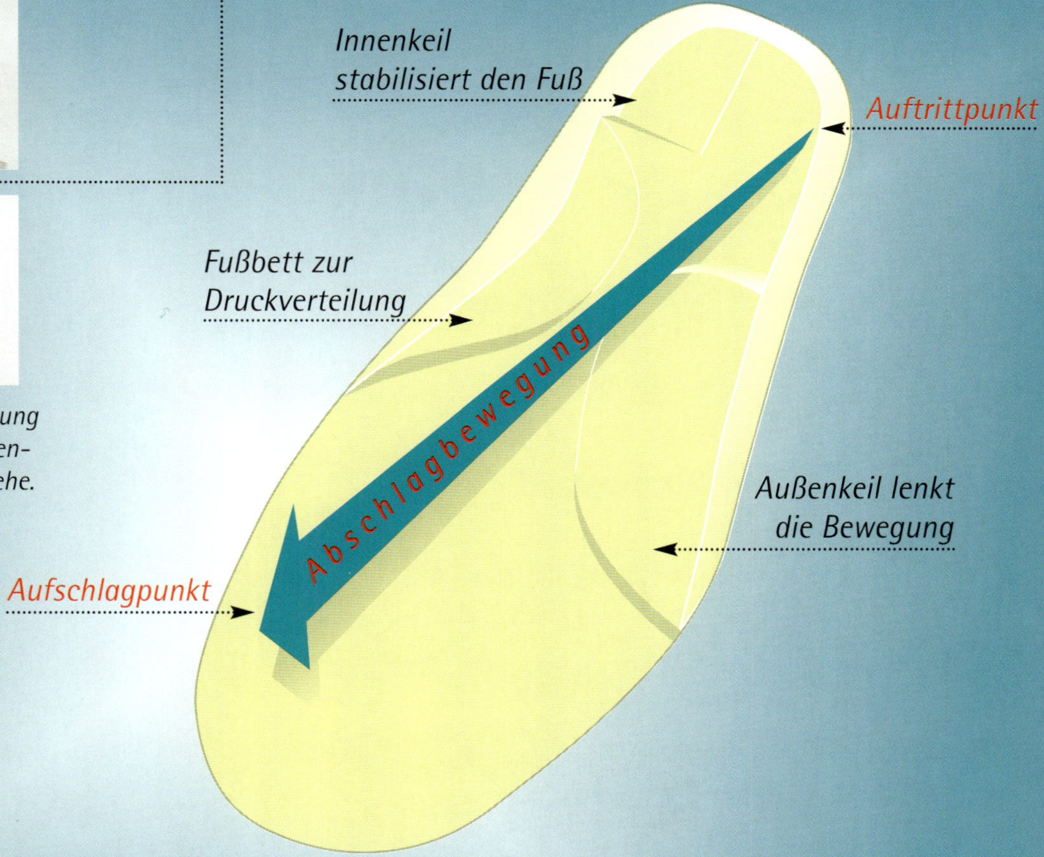

Die Fußmuskulatur hat die Aufgabe der aktiven Dämpfung des Schrittes durch die Abschlagbewegung des Fußes. Man rollt nicht ab, sondern dämpft aktiv. Wie ein Judo-Kämpfer oder Stuntman den Fall durch eine aktive Abschlagbewegung der Hand abfedert, so erfolgt auch im Schritt beim Gehen oder Laufen die aktive Dämpfung durch eine Abschlagbewegung vom Fersenaußenrand auf die Großzehe. Ist diese Koordination gestört, entstehen Überlastungssyndrome und Haltungsfehler wie Knick-, Senk- oder Spreizfüße.

Bezugsquellennachweis: Ordination Dr. Eduard Lanz, Merangasse 63, A-8010 Graz, Telefon **43/ (0) 316 / 38 21 06